了解癌症　战胜它

刘晓红 ◎ 主编

U0332065

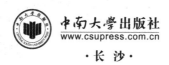

中南大学出版社
www.csupress.com.cn

·长沙·

编委会

主　编：刘晓红

编　　委：（按姓氏音序排列）

前言

　　近年来，随着老龄化进程加快、环境污染、不健康的生活方式、社会心理压力增大等不良因素的影响，我国癌症总体发病率、死亡率呈现上升趋势，我们总感觉到身边的癌症患者越来越多，以至于"谈癌色变"。

　　癌症作为一种慢性病，往往起病慢，病程长，因此对于癌症患者应防重于治。积极开展健康科普教育，让人们了解致癌因素和促癌因素，自觉采取科学的防癌措施，掌握癌症的早期信号，争取早发现、早诊断、早治疗，以达到令人满意的效果：延长生命，减少痛苦，降低患者的社会心理负担，提高癌症患者的生存质量，抗癌路上做到"知己知彼，百战不殆"。

　　癌症起于人，亦止于人，战胜敌人最好的方式是了解它。本书对常见肿瘤的致病危险因素、早期症状，以及如何配合治疗、积极康复等防癌抗癌知识进行了科普，内容生动形象、浅显易懂，值得学习参考。

　　让我们一起了解癌症，战胜它！

刘晓红

目 录

第一章

鼻咽癌

 鼻咽癌早期报警信号

鼻咽癌是我国常见的恶性肿瘤之一，其发病率与地域相关，全球有80%的患者在中国，以华南、西南各省高发，呈"南高北低"趋势，如广东、广西、湖南、福建等。发病原因尚不确定，目前较为肯定的因素为 EB 病毒感染、化学致癌因素或环境因素、遗传因素等。早期发现、早期诊断、早期治疗是鼻咽癌防治工作的关键。

由于鼻咽部位置隐蔽，加之鼻咽癌的早期症状并不明显，往往容易被忽视，到医院就诊的大多数患者已属晚期，给治疗带来了极大的困难。

那么，当患者出现哪些情况时要引起警惕呢？

1. 涕血与鼻出血

出血是鼻咽癌最常见的早期症状，常表现为鼻涕中带血或吸鼻后痰中带血，常发生在早晨起床后，从口中回吸出带血的鼻涕，带血量不多，易被患者忽视，或被当作咯血到内科就诊。

2.鼻塞

鼻塞是鼻咽癌的另一早期表现，多为单侧性，鼻塞多与体位无关，呈持续性和进行性加重，一般不会出现时好时差现象。当瘤体增大时，两侧都可出现鼻塞。

3.耳鸣、耳闭塞感、听力下降

当瘤体堵塞咽鼓管口时，可引起该侧耳出现耳鸣、耳闭塞感及听力下降，也是鼻咽癌的早期信号。

4.颈部淋巴结肿大

肿大的淋巴结无疼痛，质较硬，活动度差，且迅速增大并固定，多个肿大的淋巴结可互相融合成巨大肿块。

5.颅神经侵犯的表现

当肿瘤侵犯颅底向颅内蔓延时，可出现持续性头痛、面部麻木、复视及视物模糊等症状。

当上述警报信号出现时，请立即到正规医院耳鼻喉科或肿瘤科就诊，以免延误最佳治疗时机。

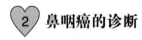

② 鼻咽癌的诊断

当患者出现回缩性血涕、单侧性耳鸣、听力减退、耳内闭塞感、不明原因的颈部淋巴结肿大、面部麻木、复视、伸舌偏斜、舌肌萎缩、头痛等情况时，都应于医院作鼻咽镜和临床检查，以早期发现鼻咽癌。

1.临床检查

除检查鼻咽、鼻腔、口咽外,还须检查头面部、区域淋巴结以及全身各系统。①头颈部检查:应查鼻腔、口咽、外耳道、鼓膜、眼眶、软腭有无鼻咽癌向外扩展迹象。②眼部:查看是否有视力减退或视力丧失、突眼、眶内肿块、上眼睑下垂伴眼球固定等现象。③脑神经:当鼻咽癌侵犯颅底时常引起脑神经损害,从而引发头面部各种神经障碍,应细查眼、耳、舌、软腭、面部肌肉等器官的功能障碍。

2.鼻咽镜检查

(1)间接鼻咽镜检查:这是一种简便、快速、有效的检查方法。应依次检查鼻咽各壁,注意鼻咽顶后壁及两侧咽隐窝,要两侧相应部位对照观察,凡两侧不对称的黏膜下隆起或孤立性结节更应引起注意。观察鼻咽腔内有无肿块及鼻咽黏膜有无糜烂溃疡、出血坏死等异常改变。

(2)纤维鼻咽镜检查:先用1%麻黄素溶液收敛鼻腔黏膜、扩张鼻道。再用1%地卡因溶液表面麻醉鼻道,然后将纤维镜从鼻腔插入,一面观察,一面向前推进,直至到达鼻咽腔。本法简便,可观察到鼻后孔、鼻中隔、鼻腔后部、鼻咽侧壁、咽鼓管、侧窝、软腭背面和后壁等处,能更好地发现黏膜表面的细微病变,尤其是深藏于隐窝顶(咽鼓管咽口处)的小病灶都可以查出并直接钳取活检。

3.X线片检查

鼻咽侧位像、颅底像、颈静脉孔像、舌下神经孔像、蝶窦侧位体层像及鼻咽钡胶浆造影像等是过去诊断鼻咽癌的常规影像检查,目前已被 CT 和 MRU 取代。胸部正侧位片和骨 X 线片仍然是目前排除转移的可选检查项目。

4. CT 检查

CT 检查可了解鼻咽腔内肿瘤的部位，管腔是否变形或不对称，咽隐窝是否变浅或闭塞。此外还可以显示鼻咽腔外侵犯，如鼻腔、口咽、咽旁间隙、颏下窝、颈动脉鞘区、翼腭窝、上颌窦、筛窦、眼眶、颅内海绵窦以及咽后、颈部淋巴结有无转移，CT 显示颅底骨破坏较直观清晰，做鼻咽 CT 扫描时，应同时做冠状面扫描，并做注射对比剂增强扫描及调节窗位显露骨窗，观察颅底骨的改变，这些都是常规 X 线片检查难以达到的，现在已成为放疗前必不可少的检查。

5. 磁共振成像检查

由于磁共振成像（MRI）检查可清楚地显示头颅各层次、脑沟、脑回、灰质、白质和脑室、脑脊液管道、血管等，具有不同位相三维显示，还具有软组织分辨高及多参数成像等特点。较 CT 在鼻咽癌的诊断和分期中有以下几个优势：①能显示肿瘤与咽颅底筋膜的关系。区分咽旁间隙的受压和侵犯；②显示咽旁、咽后间隙肿物的性质为肿瘤直接侵犯或转移淋巴结，改变 T 或 N 的分期；③准确显示颅底骨质破坏及其范围，尤其对骨髓受侵而骨皮质完整的病变显示明显优于 CT；④对鼻腔肿瘤、鼻窦肿瘤与炎性病变进行鉴别；⑤显示海绵窦、破裂孔、脑膜、颅内的肿瘤侵犯及肿瘤沿神经播散的情况等；⑥脑实质的病变（如腔隙性脑梗死、放射性脑坏死等）、放射治疗后咽旁间隙改变的定性（放射性纤维变异或肿瘤残存与肿瘤复发），MRI 显示比 CT 更清晰。因此，鼻咽癌治疗前的诊断及分期的最佳影像学手段首选 MRI。建议完善MRI 检查时，同样应作增强及多系列扫描。

6.B 型超声检查

B 型超声检查主要用于鼻咽癌患者的肝脏、颈、腹膜后和盆腔淋巴结的检查，了解有无肝转移、淋巴结密度、有无囊性等。该项检查比较经济且无创伤，可短期内重复检查，便于密切随诊动态观察。

7.放射性核素骨显像检查

放射性核素骨显像检查是一种无损伤且灵敏度高的诊断方法。通常认为骨扫描诊断骨转移阳性符合率比 X 线片高 30%，且可以早 3~6 个月检查出病灶。

8.血清学检查

鼻咽癌的血清学检查目前主要包括血清 EB 病毒 DNA 拷贝数测定，EBV 抗体 VCA-IgA 和 EA-IgA 的测定，需要强调的是血清学检查不能作为鼻咽癌的确诊手段。血清学检查主要应用于：①普查，血清学检查的三项指标中，如果出现任意一项指标持续增高；任意两项指标阳性，以及抗体效价超过 1：80，均认为是鼻咽癌高危人群，应进一步作鼻咽镜等临床检查，有助于疾病的早期发现；②协助原发灶不明的颈部淋巴结转移癌寻找可能隐藏在鼻咽的原发癌；③作为鼻咽癌患者放疗前后随诊，以及动态观察疾病控制的辅助检查。

9.病理学检查

鼻咽癌的确诊依据是病理学检查结果，虽然临床症状、体征、X 线片、CT 和血清学检查提示为鼻咽癌，但仍须有病理学检查明确诊断。一般采用经鼻咽内镜直视下取得病理标本进行病理学检查。鼻咽重复活检病理结果为阴性或当患者仅有颈部淋巴结增大而原发灶无法获得明确病理诊断才考虑颈部淋巴结的活检。

10. 正电子发射断层显像/X 线计算机体层成像

PET 是一种功能显像，可提供生物影像的信息，并可与 CT 图像进行融合形成正电子发射断层显像/X 线计算机体层成像（PET/CT）的图像，有助于发现原发灶、颈转移淋巴结及远处转移灶、治疗后残存或复发。但是 PET-CT 仍然不能取代常规影像学手段，一般不作为常规检查，但对于原发不明，或排除远处转移等，PET-CT 有一定的优势。

3 鼻咽癌的治疗

鼻咽癌是发生于鼻咽黏膜上皮的一种恶性肿瘤，多为低分化鳞癌，对放疗敏感，放射治疗是目前最主要的治疗方法，对于中晚期患者应采用以同期化学治疗和放射治疗为主的联合治疗。

一、放射治疗

鼻咽癌的治疗以个体化分层治疗为原则：早期病例单纯放疗可以取得很好的疗效。对于中晚期患者，以同期化学治疗和放射治疗为主的联合治疗已成为目前标准的治疗模式。

1. 二维放射治疗

鼻咽癌的二维放射治疗计划通常使用三野技术，由两个左右对穿野和一个下颈照射野组成，并在中线使用铅块遮挡来保护喉和脊髓。亚临床病灶区通常给予 50-54Gy 的剂量，在 42Gy 时开始遮挡保护脊髓。后颈采用电子线进行补量。原发灶及受累淋巴结可以应用左右对穿野进行补量至 66-70Gy，分 33~35 次完成。

2.三维适形放射治疗

三维适形放射治疗(3D-CRT)能使高剂量区的空间剂量与靶区体积的三维形状保持一致,同时使正常组织器官受到最小剂量的照射,从而提高治疗效益。其特点有:①用 CT 模拟和三维治疗计划系统的三维可重新建立靶体积和敏感器官的三维图像;②先进的剂量计算方法可描述照射体积和剂量的关系;③与常规二维放疗比较,3D-CRT 可以使肿瘤靶体积获得更均匀的照射剂量,并能减少敏感器官的照射体积和剂量;④能安全地提高肿瘤靶体积的剂量,从而提高肿瘤的局控率及患者的生存率和生存质量,与传统治疗相比有明显的优势。

3.调强适形放射治疗

在大多数医疗中心,调强适形放射治疗(intensity modulated radiation therapy,IMRT)技术已经取代传统的二维和三维放射治疗技术,成为主要应用的治疗技术。相比传统的 3D-CRT,IMRT 又有着更明显的优势。调强适形放射治疗可以实现剂量分布的调节,使肿瘤区域获得高剂量的同时使周围正常组织受照剂量明显降低。与 2D 技术和 3D 技术相比,IMRT 可提高肿瘤受到处方剂量的体积百分比,同时减少对腮腺、视神经和脑干的受照剂量。调强适形放射治疗可在得到较高的局部和区域控制率的同时降低治疗相关不良反应。因此,所有鼻咽癌患者都应接受调强适形放射治疗。

二、化疗

早期鼻咽癌肿瘤较局限,单纯放疗即可取得较好疗效,而局部晚期鼻咽癌单纯放疗效果欠佳,采用以化学治疗和放射治疗为主的联合治疗可以改善这些患者的治疗效果。

目前，以铂类药物为主的联合用药疗效最好，联合化疗可以有以下几个优势：①直接作用于肿瘤细胞，起到灭瘤作用；②使肿瘤同步化，增加放射敏感性；③干扰肿瘤的亚致死性损伤修复；④阻断远处转移的发生。目前主要采用诱导化疗后序贯同期放化疗，或者同期放化疗后序贯辅助化疗。常用的方案有：TPF方案、TP方案、PF方案、GP方案等。

三、靶向治疗

随着分子生物学的发展和检测手段的不断进步，鼻咽癌预后的一些相关基因逐渐被研究者认识。目前研制成功并已开始应用至临床的有 EGFR 单克隆抗体 Erbitux（cetuximab，西妥昔单抗，也称 C-225）和 h-R3（nimotuzumab，泰欣生），为鼻咽癌的治疗提供了一种崭新的方式。但是目前临床应用阶段还需积累经验及观察远期疗效。

四、免疫治疗

免疫治疗利用免疫效应细胞识别具有免疫原性的抗原，激活或增强机体免疫系统。目前研究热点包括过继性细胞免疫治疗、免疫检验点单克隆抗体、CTLA-4 抑制剂、癌症疫苗等，很多研究仅处于临床前或早期研究阶段，仍需开展更多的Ⅲ期临床试验。

综上所述，鼻咽癌的治疗要力争早诊、早治，其首程治疗是成败的关键。湖南省肿瘤医院将开展多学科综合治疗工作，更新诊疗设备，探索更好、更新的治疗方法。

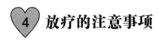

4 放疗的注意事项

鼻咽癌放疗时间长，口腔和咽部黏膜反应大，严重者咽部出现口腔黏膜破溃，甚至引起进食困难。为了减轻患者的痛苦，提高患者对放疗的耐受性，我们提出以下建议：

1.心理指导

心理因素不仅在癌症发病过程中起作用，而且在癌症治疗和康复的不同阶段也有极大的影响力，更与患者的生存期限和生存质量有密切关系。肿瘤患者通常情绪较悲观低落，尤其出现放疗反应或放疗疗效欠佳时，会对治疗丧失信心，依从性降低，食欲下降，甚至导致患者放弃治疗。因此调整患者的心理状态，进行心理护理就比较重要了。

首先，要建立良好的医患关系：医生主动与患者谈心，充分利用自己掌握的医学知识和目前肿瘤治疗的进展情况与患者进行交流，向患者解释放疗的意义，放疗中可能出现的并发症，如何能减轻及减缓并发症的发生，以及并发症出现时应该接受的治疗，使患者能清楚地了解放疗的过程，消除患者的恐惧感，鼓励其树立战胜疾病的信心，使其能积极配合且顺利完成治疗。

同时，要做好家属的思想工作，动员家人多关心、陪伴患者，给予精神支持和心理安慰，消除紧张情绪，从而多方配合治疗，以取得最佳疗效。

2.饮食调理

放疗后患者抵抗力下降，出现不同程度的乏力、头痛、食欲下降等不良反应。家属要根据患者个人喜爱，合理配制膳食，做到色香味美、易消化，不断变换花样品种，以增进患者食欲。

（1）多进食鱼、蛋奶、豆制品及新鲜的蔬菜、水果：尽量多吃蒸、炖的食物，少吃油炸、腌制、辛辣及刺激性的食物。禁烟酒。尽量控制易导致菌斑堆积及致龋食物的摄入（甜食、含糖饮料或口含片等）。不食烟熏、油炸、火烤、腊制、腌制食物，自觉改变不良生活习惯及不良嗜好。

（2）当患者出现口腔黏膜溃疡、咽喉疼痛时，饮食要以清淡，易吞咽，消化为主。

（3）当患者出现血象低时，应选用花生、红枣、桂圆、枸杞等。

（4）放疗期间要多饮水，每天饮水量达 2 000～3 000 mL，饮水以白天为主，以防夜尿增多影响休息。

3.精心护理

（1）皮肤护理：放疗期间要始终保持放疗标记清晰，不清楚时应立即找主管医生再次标记，照射时不能移动体位，以免照射出现偏差。宜穿柔软舒适的全棉低领或无领的衣服，减少对颈部放射野皮肤的刺激、摩擦，保持放射野皮肤清洁干燥，可用温水、软毛巾轻轻沾洗，勤修指甲，不能用手指抓痒、撕拉剥脱表皮，忌暴晒。禁用肥皂水擦洗，避免冷、热刺激。放疗开始时可以使用局部皮肤保护剂。治疗期间出现色素沉着、毛囊扩张、瘙痒等干性皮炎时，轻者可用冰片、滑石粉涂抹，治疗结束后会逐渐恢复正常；如果出现水肿、溃破等湿性皮炎，则需暂时停止放疗，保持皮肤洁净干燥，并遵从医生的指导治疗。忌用碘酒、酒精、胶布等。

（2）口腔黏膜的护理：放疗期间口腔黏膜会出现炎性反应，要养成良好的卫生习惯，每日睡前、晨起用软毛刷刷牙，饭后用漱口水（0.9%氯化钠溶液、维生素 B_{12} 溶液等）漱口，减少和抑制细菌生长。平日用麦冬、参须、金银花泡茶饮用。当口腔黏膜出现充血、水肿、溃疡、假膜覆盖时，可予以康复新液、碳酸氢钠含漱，使用重组人表皮生长因子喷雾促进黏膜生长，并向医生汇报病情。对严重口腔黏膜感染的患者，遵医嘱使用口腔含漱液漱口，局部应用抗生素和抗真菌药，用含氟牙膏刷牙，必要时予以静脉抗感染治疗。当出现咽喉疼痛，影响进食时，可以在进餐前30 分钟口服 0.1%普鲁卡因溶液 10 mL 含漱缓解疼痛，再进食。

进食刺激性小、软烂易吞的食物，少食多餐，避免过硬、过热食物，以免加重黏膜损伤。当患者出现营养摄入不足时，可以补充静脉营养。

(3)鼻腔黏膜护理：放疗期间鼻腔干燥，可用复方薄荷油滴鼻。鼻腔及鼻咽部如有少量渗血，可用1%麻黄素棉球填塞，行鼻腔填塞后避免咳嗽、打喷嚏，可做深呼吸或用舌尖顶上颚等动作来抑制渗血。双鼻腔被堵塞后，可经口呼吸，嘴唇外盖湿润的纱布，防止黏膜干燥。当鼻咽出血时，要稳定情绪，立即平卧，头偏一侧，吐出或除去口腔积血，防止窒息，做好口腔护理，及时向医生反映情况。保持眼、耳鼻部清洁，勿用手抠鼻部，预防感染。

(4)外耳道反应：外耳道发生湿性反应或中耳炎时应增强体质，提高抵抗力，预防感冒，减少感染机会，放疗中及放疗后应用麻黄碱滴鼻和每天鼻咽冲洗1次，收缩肿胀的鼻腔、鼻咽黏膜，去除鼻咽分泌物，湿润鼻咽部，保持耳周清洁，勿进脏水，防止外来感染，注意引流通畅，适当给予抗生素滴耳剂。洗澡、游泳时用无菌棉球堵住外耳道口；不要随意自行掏挖耳道。

此外，放化疗期间可出现一系列全身反应，包括乏力、头晕、食欲缺乏、恶心、呕吐、口中无味或变味、失眠或嗜睡等。个别患者可以发生血常规改变，尤其是白细胞减少现象，虽然程度不同，但经过对症治疗，一般都能完成放射治疗，在此期间要注意监测血常规，当白细胞低于 $3.0 \times 10^9/L$ 时，应暂停放疗，并服用升高白细胞的药物，待白细胞回升至正常后继续治疗。还要保持房间空气清新。每日至少开窗通风2次，尽量少去公共场所，减少感染的概率。

4.功能康复

(1)漱漱：每次进食后（无论是正餐或进食水果、点心或其他食物)，都应用温茶水(35~40℃)漱口，注意要充分含漱(1~3分钟)，鼓吸结合，消除齿缝间的食物残渣，达到爽口洁齿的目的。

(2)叩齿：轻轻叩击上下齿(或者咬牙)，每日2~3次，每次100下左右，最后以舌舔牙周3~5圈结束，以坚固牙齿，锻炼咀嚼肌。

(3)咽津：经常做吞咽动作，使津液下咽，以减轻口舌干燥；经常运动舌头、牙齿、腮部的肌肉，防止口腔功能退化而发生吞咽困难。

(4)鼓腮：闭住口唇向外吹气，使腮部鼓起，每口2~3次，每次不少于20下，这时用手的内面轻轻按摩腮部和颞颌关节，预防颞颌关节及其周围肌肉组织纤维化。

(5)弹舌：微微张开口，让舌头在口腔里弹动，发出"哒哒"的响声，能使舌头在口腔里运动，防止舌头、口腔黏膜、咀嚼肌出现退化现象，每日2次，每次不少于20下。

(6)张口运动：每日至少进行2次张口训练，可用多层纱布做成牙垫，每次咬牙垫30分钟，以增加切牙间的距离，防止张口困难。

(7)颈部运动：为防止出现颈部活动障碍，可以做低头、仰伸运动，头部摆钟运动，转颈运动，旋肩运动，耸肩运动，肩部上举运动，动作宜轻缓。注意颈部运动速度宜慢，幅度不宜过大。

5.放疗结束后的指导

每位患者全部放疗计划结束后，医生会对患者进行全面检查，作出疗效评估，指导患者定期复查(一般放疗后2~3个月复查1次；之后1~3年内每3个月复查1次；3~5年内每半年复查1次；5年后每年复查1次。如出现异常情况如头痛、呕吐、视力或听力下降等应及时就诊。复查时要带好既往资料)，并向患者和家属讲解继续保持口腔、鼻腔、皮肤的清洁，养成良好的卫生习惯和保持功能锻炼的重要性，以防止感染、张口困难、颈部活动障碍等后遗症的发生。照射野皮肤应避免一切物理、化学物质刺激和外伤，以防诱发经久不愈的放射性溃疡，两年内勿拔牙，禁烟、酒、辣椒等刺激性食物，要保持良好的情绪，根据体质适当参加一些有益的文体活动，但不要过度劳累。

5 放疗患者的营养饮食指南

放射治疗是肿瘤综合治疗的手段之一。放射治疗会导致机体分解代谢增加，放疗反应又导致食物摄入减少，而良好的营养状况是治疗的基础，因此，科学合理的饮食调理对放疗患者非常重要。

（1）放疗前一周营养准备阶段，应多进食瘦肉、鸡、鸭、蛋、奶、水产品（鱼）、大豆制品、米、面、杂粮、新鲜的蔬菜和水果等高蛋白（增加50%）、高热量（增加20%，肥胖者不增加）、富含维生素的"三高"食物，使机体有一定的营养储备。具体应参照中国营养学会制订的正常人每日膳食推荐摄入量，即粮食类200～500 g，奶类250 mL，大豆或其制品50 g，蛋肉水产类150 g，蔬菜400～500 g，水果100～200 g，油25 mL，在此基础上适当增加肉、鱼、蛋、奶便可到"三高"。例如，增加一杯奶、一个蛋、100 g鱼即可增加30 g蛋白质、400千卡热量（液态奶、奶粉）。除参照上述的高蛋白、高热量、富含维生素的营养原则外，还应增加汤类、茶水饮料，以补充足够的水分。食物加工以蒸、煮、炖等易消化的方式为主。

（2）放疗期间，应针对不同的放疗反应采取不同的饮食措施。当出现黏膜损伤，吞咽咀嚼困难时，可将食物加工成肉糜、菜泥、粥类、汤类等容易消化的食物状态，或做成匀浆饮食（把平衡营养的各类食物煮熟后用搅拌机打碎再煮开调味，可甜可咸)，在营养师或医生护士的指导下，也可选用合适的肠内营养制剂，如富力康、安素、能全力等。饮食的温度以偏凉为佳。宜少量多餐，以增加饮食量。当出现放射性皮炎、黏膜炎时，要注意维生素 A、维生素 B_2、维生素 C 的补充，可多摄入蛋黄、乳类、动物肝脏、橙红色和绿色的蔬菜。放疗患者常出现食欲不振、味觉迟钝，应以营养丰富、滋阴清火的食物(如梨、绿豆、银耳等)为宜。味觉下降时，食物要做得更香一些，以香气扑鼻来刺激食欲，可尽多添加食盐和调味品，使口中乏味者感到可口些。嗅觉异常者和恶心呕吐者可在食物中加姜汁或喝些陈皮茶。便秘者应增加含膳食纤维素多的蔬菜、水果，可多食海带、香蕉、蜂蜜等润肠通便的食物。腹泻者要根据腹泻的次数和大便的性质调整饮食，减少膳食纤维的摄入量，可选用止泻食物，如焦米汤、蛋黄米汤、胡萝卜泥等。要注意饮食的营养密度，饮食摄入不足者应给予肠内、肠外营养支持。放疗部位不同，其饮食也略有不同，如食道肿瘤患者饮食应是细软的半流质或匀浆饮食，饮食的温度不能过冷或过热，以减少对病变的刺激。肺部肿瘤患者要特别小心刺激性食物。

(3)贫血患者的饮食处理。在全面平衡营养的基础上，可配合多食乌骨鸡、脊骨、排骨、动物肝脏、鳝鱼、阿胶、花生、红枣等补血食物。下列食疗方可供选用：

①大枣 10 枚，薏苡仁 60 g，赤小豆 30 g，煮粥吃；

②大枣 10 枚，龙眼 5 g，枸杞 15 g，加入糯米 60 g，煮粥吃；

③香菇蒸肉饼、白木耳蒸瘦肉、枸杞海参瘦肉羹、红枣花生米炖排骨(或脊骨、老鸭)等，还有灵芝红枣煲乌龟、红枣花生米羹、鹅血汤、鸡血汤、鸭血汤、猪血汤等。

(4)关于饮食宜忌：放疗常导致"内热"，热性食物如狗肉、羊肉，以及辣椒、花椒、胡椒、芥末、八角、桂皮等应不食或少食,不宜食用盐腌、熏制、烧焦、发霉的食物。宜食用新鲜的多样化食物。多选用具有滋阴清火的梨、西瓜、绿豆、豆腐脑、白木耳、百合、藕、鸭、甲鱼、乌龟、鳝鱼、鸭蛋等食物;宜在营养师和医生、护士的指导下,酌情使用膳食补充剂如维生素制剂、矿物质制剂、蛋白粉等。除正在服用的中药需遵医嘱忌口外,食物的禁忌不宜太多,不能只喝汤不吃"渣",营养大多在"渣"里,汤的营养只有原料的5%~10%;不能只吃肉不吃素、不吃鸡蛋;不能只吃菜不吃饭;不能只吃水果不吃蔬菜;不能以输液代替进食,要以日常饮食为主,保健品为辅,不要盲目相信形形色色的保健品。可多食具有抗癌作用的食物如香菇、各种蘑菇、酸奶、胡萝卜、海带、魔芋豆腐、薏苡仁、红薯、花菜等。

(5)放疗后的饮食。放疗结束后,回家休养的一段时间(3~6个月)的饮食仍可参考上述建议,出院后的营养支持时间宜以身体恢复正常为度,不宜长期摄入过多的营养,以免引起新的健康问题。

食疗药膳食谱24款

1. 乌龟百合红枣汤	2. 黄芪枸杞炖甲鱼
3. 灵芝黄芪猪肉	4. 银耳猪肉饼
5. 西瓜皮炖排骨	6. 橄榄罗汉果饮
7. 薏苡仁莲子粥	8. 黄芪枸杞炖甲鱼
9. 萝卜海带汤	10. 海带薏米汤
11. 莼菜鲫鱼汤	12. 百合绿豆汤
13. 猴头菇炖豆腐	14. 鳖甲炖鸽肉
15. 泥鳅黑豆	16. 阿胶炖肉
17. 黄芪炖鸡	18. 枸杞乌骨鸡
19. 淮山猴头菇水鸭汤	20. 鱼腥草莲子汤
21. 黄鳝木耳汤	22. 香菇蒸鸭
23. 芦笋烩鳝鱼	24. 补虚正气粥(炙黄芪30 g,党参30 g,粳米100 g)

6 鼻咽癌为什么不需手术切除

鼻咽癌为我国发病率高的十大恶性肿瘤之一。恶性肿瘤一般的根治方法是手术切除，但鼻咽癌例外，其首选方法是放射治疗。其原因有以下3点：

（1）解剖位置特殊。鼻咽癌发生位置隐蔽，垂直径仅5.5～6.0 cm，形似一个小火柴盒的长方体腔道。其后壁为颈椎，顶壁为颅底，破裂孔有舌下神经、舌咽神经、迷走神经、副神经及重要动静脉出入颅腔，鼻咽癌亦由此侵入颅内，两侧壁有大动脉、静脉和淋巴组织。在由大血管、颅神经包绕的弹丸之地是难以进行肿瘤根治性手术的，更难以不损伤这些重要结构，这种特殊的解剖结构决定鼻咽癌手术切除是非理想的疗法。

（2）病变发展迅速给手术带来困难与限制。鼻咽癌肿瘤向上扩展进入颅中窝，损害许多颅神经，向颈深上淋巴结转移，转移率高达70%～80%及以上，也可能同时向颅内和颈部转移，还可向远处肝转移。鼻咽癌多属于恶性程度高的未分化或低分化癌，超过70%的患者在初诊时被诊断为局部晚期。

（3）放疗效果良好。调强适形放疗（IMRT）能显著提高鼻咽癌患者局部控制和总生存时间，其5年生存率可达83.5%，放疗可保持原有结构，创伤小，故IMRT已成为治疗的主要手段。

 7 放射线对正常组织有损害吗？

在临床放射治疗过程中，放射线必然会对人体正常组织产生一定的影响。

放射线对组织器官的损伤与很多因素有关。组织对放射线的敏感性（指损伤程度）与其增殖能力成正比，与其分化程度成反比，即繁殖能力越强的组织越敏感，分化程度越低的组织越敏感，反之亦然。例如，淋巴组织、骨髓、睾丸、卵巢、小肠上皮等对放射线最敏感，最容易受损害；其次是皮肤上皮、角膜、口腔及鼻腔、晶状体、胃和膀胱上皮等；最不敏感的组织是肌肉和神经组织。在一定的照射剂量下，受照射面积越大，则损伤越大；受照射面积越小，则损伤越小。在一定的照射面积下，照射速度（单次照射剂量）越快，损伤也越大。

放射引起的正常组织反应一般分为早期放射反应和晚期放射反应。早期放射反应一般是指放射引起的组织细胞本身的损伤，以及可能并发的炎症，如口腔黏膜、鼻腔黏膜急性放射性反应引起的局部黏膜红、肿、痛、浅溃疡及伪膜形成等；皮肤急性干性或湿性放射性反应等。晚期放射反应是指放射引起的小血管闭塞和结缔组织纤维化而影响组织器官的功能，如腺体分泌功能减退引起口干，肺、皮肤及皮下组织的纤维化收缩等。而较严重的放射损伤，如放射性截瘫、脑坏死、骨坏死和肠坏死等，临床上要设法避免。

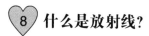

8 什么是放射线？

1895 年，德国著名的物理学家伦琴（1845—1923 年）在物理实验室进行阴极射线特点的研究试验中发现：放电的玻璃管不仅发射看得见的光，还发射某种看不见的射线，这种射线具有很强的穿透力，能穿透玻璃、木板和肌肉等，也能穿透黑纸使里面包着的底片感光。伦琴还用这种射线拍下他夫人手骨的照片。他认为新发现的射线还只能算一个未知物，于是就把数学中表示未知数的"X"借用过来，称之为"X 射线"。后来又经过科学家们多年的研究，才认清了"X 射线"的本质，实质上它就是一种光子流，一种电磁波，具有光线的特性，是光谱家族中的成员。X 射线在光谱中能量最高、范围最宽，可从紫外线直到几十兆甚至几百兆电子伏特（MeV）。因为其能量高，所以能穿透一定厚度的物质。且 X 射线能量越高，能穿透的物质的厚度越厚，以致医学上用来透视、照片和进行放射治疗。这标志着放射诊断和放射治疗两个学科的诞生。

科学家们在放射线研究的过程中，还发现放射性同位素在衰变时能放射三种射线：α 射线、β 射线、γ 射线。其中 β 射线就是我们放射治疗中常用的电子线，常用于浅表病灶的放射治疗，如颈部转移淋巴结的照射。

 9 什么是放射治疗?

放射治疗是指用放射性同位素的射线、X 线治疗机产生的普通 X 线、加速器产生的高能 X 线，还有各种加速器所产生的电子束、质子、快中子以及其他重粒子等治疗肿瘤。

广义的放射治疗既包括放射治疗科的肿瘤放射治疗，也包括核医学科的内用同位素治疗（如 ^{131}I 治疗甲状腺癌和甲状腺功能亢进症）。狭义的放射治疗一般仅指前者，即人们一般所称的肿瘤放射治疗。放射治疗有两种照射方式：一种是远距离放疗（外照射），即将放射源与患者身体保持一定距离进行照射，射线从患者体表穿透进入体内一定深度，以达到治疗肿瘤的目的，这一种照射方式是用途最广的，也是最主要的；另一种照射方式是近距离放疗（内照射），即将放射源密封置于肿瘤内或肿瘤表面，如放入人体的天然腔内或组织内（如舌、鼻咽、食管、气管和宫体等部位）进行照射，即采用腔内、组织间插植及模型敷贴等方式进行治疗，它是远距离外照射的辅助手段。

什么是高精度放疗？

21世纪前后，由于分子生物学、放射物理学科迅速发展，以及发达的计算机技术、影像学技术介入，肿瘤放射治疗学已经得到了突飞猛进的进步。以三维适形调强放射治疗及调强放疗为主的高精度放射治疗与昔日的二维常规放射治疗已不可同日而语，三维适形调强放射治疗计划使高剂量曲线分布区与靶区的三维形状的适合度较常规治疗计划有了极大的提高，进一步减少了周围正常组织和器官卷入射野的范围。因靶区剂量分布的改善和靶区周围正常组织受照范围的减少，可使靶区处方剂量进一步提高和周围正常组织的剂量减低，降低了放射治疗的并发症。

三维适形放疗（注意这里仅仅指"适形"）是指使高剂量区剂量分布的形状在立体三维方向上与靶区形状相一致的技术，其结果是高剂量分布区与靶区的三维形状的适合度较传统治疗大大提高，且进一步减少了周围正常组织器官的受照射范围。然而，有些情况下三维适形放疗不能完全达到治疗肿瘤以保护正常组织的目的，如需要照射的肿瘤周围存在较多的重要器官或正常组织；肿瘤与正常组织或重要器官相互交错；肿瘤组织包绕重要器官等，这时的靶区形状或是"中空"状，或是"马蹄"状，或是"蟹足"状，普通三维适形放疗难以形成这些特殊的照射靶区形状，从而无法避免对正常组织甚至重要器官（如脑干、脊髓等）的照射损伤，这时就需要采用调强适形放疗了。

调强适形放疗即运用放射治疗专用计算机治疗计划系统，根据肿瘤形状进行精确计算和设计，让放射线高剂量曲线紧紧包裹住肿瘤而避开周围的正常组织以及重要器官，通过调整靶区内的射线束强度，使肿瘤组织内的每一处都得到理想均匀的剂量的照射。其结果是在肿瘤受到致死照射剂量的同时最大限度地保护了周围正常组织，从而减轻了放疗不良反应，提高了治疗效果。随着放疗技术的发展，先进的螺旋断层放疗、容积旋转调强放疗、图像引导的调强放疗、立体定向放疗得到了进一步推广，质子、重离子放疗也有广阔的应用前景。

第二章

肺癌

 1 **肺癌的临床表现**

肺癌的临床表现比较复杂，早期症状常较轻微，甚至可无任何不适。肺癌的症状包括局部症状、全身症状、肺外症状、转移症状。

1. 局部症状

局部症状是指由肿瘤本身在局部生长时刺激、阻塞、浸润和压迫组织所引起的症状，包括咳嗽、痰中带血或咯血、胸痛、胸闷、气急、声音嘶哑、吞咽困难等。

咳嗽是最常见的症状，肺癌所致的咳嗽可能与支气管黏液分泌的改变、阻塞性肺炎、胸膜侵犯、肺不张及其他胸内合并症有关。一般引起咳嗽的肿瘤往往生长于管径较大、对外来刺激较敏感的段以上支气管黏膜，可产生类似异物样刺激引起的咳嗽，典型的表现为阵发性刺激性干咳，一般止咳药常不易控制。对于吸

21

烟或患慢性支气管炎的患者，如咳嗽程度加重，次数增多，咳嗽性质改变，如呈高音调金属音时，尤其是老年人，要高度警惕肺癌的可能性。

痰中带血或咯血也是肺癌的常见症状，由于肿瘤组织血供丰富，质地脆，剧咳时容易出现血管破裂而致出血，咳血可能由肿瘤局部坏死或血管炎引起。肺癌咳血的特征为间断性或持续性、反复少量的痰中带血丝，或少量咯血，偶因较大血管破裂、大的空洞形成或肿瘤破溃进入支气管和肺血管而导致难以控制的大咯血，甚至威胁生命。

以胸痛为首发症状者约占1/4。常表现为胸部不规则的隐痛或钝痛。大多数情况下，周围型肺癌侵犯壁层胸膜或胸壁，可引起尖锐而间断的胸膜性疼痛，若继续发展，则演变为恒定的钻痛。难以定位的轻度的胸部不适有时与中央型肺癌侵犯纵隔或累及血管、支气管周围神经有关。持续尖锐剧烈、不易为药物所控制的胸痛，则常提示已有广泛的胸膜或胸壁侵犯。

约有10%的患者以胸闷、气急为首发症状，多见于中央型肺癌，特别是肺功能较差的患者。引起呼吸困难的原因主要包括以下几点：①肺部肿块或者纵隔淋巴结压迫大气管时，引起气道阻塞而出现气急，甚至窒息症状；②出现胸膜转移造成大量胸腔积液时压迫肺组织或有心包积液时，也可出现胸闷、气急、呼吸困难，但抽液后症状可缓解；③弥漫性肺腺癌，使可呼吸的肺组织面积减少，气体弥散功能障碍，导致严重的通气/血流比值失调，引起呼吸困难逐渐加重，常伴有发绀。

局部淋巴结肿大也是很常见的症状，如锁骨上淋巴结，多为较坚硬，单个或多个结节，有时可因首发的主诉而就诊。气管旁或隆突下淋巴结肿大可压迫气道，出现呼吸急促，压迫食管可出现吞咽困难。部分肺癌患者以声音嘶哑为主诉就诊，往往先就诊于五官科或者头颈科，通常伴有咳嗽，进一步检查才发现是肺癌所导致的。声音嘶哑一般提示直接的纵隔侵犯或淋巴结肿大累及左侧喉返神经而致左侧声带麻痹。肿瘤直接侵犯或纵隔淋巴结转移压迫上腔静脉，或腔内的栓塞，使其狭窄或闭塞，造成血液回流障碍，出现一系列症状和体征，如头痛、颜面部浮肿、颈胸部静脉曲张、静脉压力增高、呼吸困难、咳嗽、胸痛以及吞咽困难，亦常有弯腰时晕厥或眩晕等。

2. 全身症状

全身症状则包括发热、消瘦、恶病质等。肺癌所致的发热原因有两个：①炎性发热。肿瘤生长阻塞肺段或支气管开口，引起相应的肺叶或肺段阻塞性肺炎或不张而出现发热，抗生素治疗可能奏效，阴影可能被吸收，但因分泌物引流不畅，常反复发作，约1/3的患者同一部位可在短时间内反复发生肺炎。②癌性发热。多由肿瘤坏死组织被机体吸收所致，此种发热抗生素治疗无效，解热镇痛类药物有一定疗效。此外，肺癌晚期由于感染、疼痛所致食欲减退，肿瘤生长和毒素引起消耗增加，以及体内炎症细胞因子水平增高，可引起严重的消瘦、贫血、恶病质。

3. 肺外症状

由于肺癌所产生的某些特殊活性物质，患者可出现一种或多种肺外症状，常可出现在其他症状之前，并且可随肿瘤的消长而消退或出现，包括肺源性骨关节增生症、与肿瘤有关的异位激素分泌综合征等。肺源性骨关节增生症，在临床上主要表现为杵状指（趾），长骨远端骨膜增生，新骨形成，受累关节肿胀、疼痛和有触痛。与肿瘤有关的异位激素分泌综合征，多见于小细胞肺癌，包括异位促肾上腺皮质激素分泌综合征、异位促性腺激素分泌综合征、异位甲状旁腺激素分泌综合征、异位胰岛素分泌综合征、类癌综合征、抗利尿激素分泌异常综合征等。

4.转移症状

肺癌的转移症状主要表现为肿瘤转移到相应脏器导致的相应临床症状。最常见的转移器官是骨骼、颅脑、肝脏、肾上腺等,肺癌转移引起的症状多种多样,往往因转移器官的不同而产生不同的表现。

肺癌骨转移的常见部位有肋骨、椎骨、髂骨、股骨等,但以同侧肋骨和椎骨较多见,表现为局部疼痛并有定点压痛、叩痛,并可以发生病理性骨折。临床上有部分患者以突发的病理性骨折为首发症状,进一步检查才发现是肺癌骨转移。脊柱转移可压迫椎管和脊髓导致阻塞或压迫症状,甚至截瘫。有的患者以胸椎、腰椎疼痛发病,往往被误诊为椎间盘突出而贻误病情。

脑转移在肺癌中比较常见,其症状可因转移部位不同而异。常见的症状为颅内压增高表现,如头痛、恶心、呕吐以及精神状态的改变等,其他的症状有肢体偏瘫、癫痫发作、脑神经受累、共济失调、失语和突然昏厥等。有相当多的脑转移患者起病时肺部症状不明显,甚至是头部不适为首发症状,往往以为是"中风"到相应专科就诊,最终确诊为肺癌脑转移。

其他的器官转移也引起相应的症状,有时候症状也不明显,容易被忽视。例如,肝转移可表现为食欲减退、肝区疼痛,有时伴有恶心,转氨酶进行性增高;胰腺转移可出现胰腺炎症状或阻塞性黄疸,等等。

 肺癌的诊断及相关检查

肺癌的治疗效果与肺癌的早期诊断密切相关。因此,应该大力提倡早期诊断,早期治疗以提高生存率甚至治愈率。肺癌的早期诊断有赖于多方面的努力。①普及肺癌的防治知识,患者有任何可疑肺癌症状时能及时就诊，40岁以上长期重度吸烟者或有危险因素接触史者应该每年进行体检1次，进行防癌或排除肺癌的有关检查。②医务人员应对肺癌的早期征象提高警惕，避免漏诊、误诊。应重点排查有高危险因素的人群或有下列可疑征象者：无明显诱因的刺激性咳嗽持续2~3周，治疗无效；原有慢性呼吸道疾病，咳嗽性质改变；短期内持续或反复痰中带血或咯血，且无其他原因可解释；反复发作的同一部位肺炎，特别是肺段性肺炎；原因不明的肺脓肿，无中毒症状，无大量脓痰，无异物吸入史，抗感染治疗效果不显著；原因不明的四肢关节疼痛及杵状指（趾）；影像学提示局限性肺气肿或段性肺不张、叶性肺不张；孤立性圆形病灶和单侧肺门阴影增大；原有肺结核病灶已稳定，而形态或性质发生改变；无中毒症状的胸腔积液，尤其是呈血性、进行性增加者。有上述表现之一，即值得怀疑，需进行必要的辅助检查，包括影像学检查，尤其是低剂量CT扫描是目前普查性发现肺癌有价值的方法。③发展新的早期诊断方法，如早期诊断的标志物等，但是细胞学和病理学检查仍是确诊肺癌的必要手段。

原发性支气管肺癌的诊断依据包括症状、体征、血液生化检查、肿瘤标志物检查、影像学检查，以及细胞学检查、病理组织学检查等。

血液生化检查：对于原发性肺癌，无特异性血液生化检查。肺癌患者血液碱性磷酸酶或血钙升高考虑骨转移的可能，血液碱性磷酸酶、谷草转氨酶、乳酸脱氢酶或胆红素升高考虑肝转移可能。

肿瘤标志物检查：近半数肺癌患者血清中有异常高水平的癌胚抗原，但主要见于较晚期肺癌患者。目前血清中癌胚抗原的检查主要用于评估肺癌预后以及对治疗过程的监测。神经元特异性烯醇化酶是小细胞肺癌的首选标志物，可以用于小细胞肺癌的诊断和监测治疗反应。细胞角蛋白 19 片段抗原是非小细胞肺癌的首选标记物，对肺鳞癌诊断的敏感性较高。

影像学检查包括以下系列检查：①胸部 X 线片检查。尽管胸部 X 线片检查有很多不足之处，容易遗漏相当多的病变，但在基层医院，胸部正侧位片往往是肺癌初诊时最基本的影像诊断方法。一旦诊断或疑诊肺癌，即行胸部 CT 检查。②CT 检查。胸部 CT 检查是肺癌最常用和最重要的检查方法，用于肺癌的诊断与鉴别诊断、分期及治疗后随诊。原则上应尽量采用增强扫描，有条件的医院在肺癌患者行胸部 CT 扫描时范围应包括腹部（肝脏、肾上腺等）及脑部。③核磁共振（MRI）检查。MRI 是显示脑转移瘤的最佳检查方法，对脑转移的分辨率和显示效果明显优于增强 CT，有临床症状者或进展期患者应行脑 MRI 扫描，并尽可能采用增强扫描。对于骨转移，尤其是椎体的骨转移，MRI 也是优先推荐的检查方法。④超声检查。主要用于发现腹部重要器官及腹腔、腹膜后淋巴结有无转移，也用于颈部淋巴结的检查。但对于腹部脏器而言，B 超的精确度和可重复性不如 CT。对于贴邻胸壁的肺内病变或胸壁病变，可鉴别其囊实性及进行超声引导下穿刺活检；超声还常用于胸腔积液抽取定位。⑤骨扫描。对肺癌骨转移检出的敏感性较高，但有一定的假阳性率。可用于肺癌患者的骨转移筛查。⑥PET-CT 检查。对于肺部占位、淋巴结肿大。

病理学检查是最终确诊肺癌的方法，常用的检查手段包括纤维支气管镜、超声支气管镜、经皮肺部肿块穿刺活检、淋巴结活检、胸腔积液细胞学检查、心包积液细胞学检查、胸腔镜活检、纵隔镜活检、转移部位的活检（如肝穿刺、骨转移灶活检、肾上腺穿刺等）、痰细胞学检查等。活检病理检查的方法因人而异，应当根据患者肿瘤具体部位而采用最为合适的方法。如通过支气管镜可直接窥查支气管内膜及管腔的病变情况。可采取肿瘤组织供病理检查，或吸取支气管内的分泌物做细胞学检查，以明确诊断和判定组织学类型。但是肺部肿块位于肺周边时，支气管镜往往不能到达，此时在有条件的医院，磁导航支气管镜检查可以克服不足。此时还可以考虑经皮肺部肿块穿刺活检。痰细胞学检查阳性率不高，且需要反复进行，目前很少采用。体表的肿大淋巴结可考虑直接切除肿大淋巴结进行活检，但位于纵隔或者肺门的淋巴结往往不能直接穿刺，此时可以考虑行超声支气管镜引导下的针吸活检(EBUS-TBNA)，对于活检困难者，纵隔镜检查也是可选的策略。合并胸腔积液或者心包积液的患者，抽取积液行细胞学检查或者细胞蜡块检查，往往也能达到确诊的目的。对于胸膜转移的患者，内科胸腔镜可以在直视下获取组织进行胸膜活检。当肺部肿块经多种检查仍未能明确病变性质，肺癌的可能性又不能除外者，可以考虑剖胸探查术，如果临床上高度怀疑早期肺癌，可以不进行活检而直接手术。肺癌在病理上大体分为非小细胞肺癌(NSCLC)和小细胞肺癌(SCLC)两大类，明确肺癌的病理类型，对于后续的治疗方案选择至关重要。

 3 肺癌的分期

　　肺癌的分期与预后及随访密切相关，也是患者及家属最关心的临床问题。进行肺癌分期时，医生对癌症进展和扩散的程度进行评估，然后医生根据癌症的进展程度来制定进一步检查和治疗的方案。所以，分期对治疗方案的制定非常重要，每个患者的病情不一样，没有一个单一的分期适合所有患者。

　　肺癌分期常常要完善一系列检查后才能获得，医生通常采用CT/PET-CT、MRI 等影像学检查，临床检查，血液检测，病理或者细胞学活检等手段确定肿瘤大小、淋巴结转移状况、脏器转移状况，从而确定患者的临床分期。而手术后的患者临床分期则更为精确，对于肿瘤的大小、侵犯范围、淋巴结转移情况更为准确。

目前国际上普遍采用的分期系统是 TNM 分期，T 代表原发肿瘤，可以理解为恐怖分子的发源地；N 代表局部淋巴结转移，即恐怖分子局部扩散；M 代表远处转移，即恐怖分子已经扩散到国家或世界范围了。而依据不同的 TNM 情况和组合，可以将肺癌分为Ⅰ～Ⅳ期，不同的临床分期治疗手段是完全不同的。对小细胞肺癌还采用了美国退伍军人分期系统将其分为局限期和广泛期。

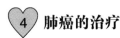

4　肺癌的治疗

肺癌的主要治疗手段包括外科治疗、放射治疗、化学治疗、靶向治疗和免疫治疗等。

一、外科治疗

外科治疗是早中期肺癌首选方法和最主要的治疗方法，也是能使肺癌治愈的治疗方法。外科手术治疗肺癌的目的是完全切除肺癌原发病灶及转移淋巴结，达到临床治愈；切除肿瘤的绝大部分，为其他治疗创造有利条件。

肺癌外科治疗主要适合于早中期（Ⅰ～Ⅱ期）肺癌、Ⅲa 期肺癌和肿瘤局限在一侧胸腔的部分选择性的Ⅲb 期肺癌。这里主要指的是非小细胞肺癌，但是对于部分Ⅰ期的小细胞肺癌，外科切除也是可以考虑的。对于Ⅳ期患者，即便是伴有孤立性转移（即颅内、肾上腺或肝脏）的非小细胞肺癌，如果原发肿瘤和转移瘤均适合于外科治疗，又无外科手术禁忌证，并能达到原发肿瘤和转移瘤完全切除者可以考虑外科手术治疗。

如果出现以下情况则不宜进行手术：已有广泛转移的Ⅳ期肺癌；伴有多组融合性纵隔淋巴结转移，尤其是侵袭性纵隔淋巴结转移者；伴有对侧肺门或纵隔淋巴结转移的Ⅲb 期肺癌；因脏器功能障碍，不能耐受外科手术者。

手术切除的原则：彻底切除原发灶和胸腔内有可能转移的淋巴结，且尽可能保留正常的肺组织，一般采用肺叶切除和系统性淋巴结清扫。全肺切除术宜慎重。肺楔形及局部切除术是指楔形癌块切除及部分肺段切除，主要适合于体积较小、年老体弱、肺功能能差的早期肺癌。无论采取哪种手术方式，肿瘤切除的范围应当要足够，支气管残端无癌残留。有时为了尽可能切除肿瘤和保留健康的肺组织，还可以采用袖式切除和支气管重建等较为复杂的手术。目前胸腔镜微创手术已经广泛应用于临床，取代了传统的剖胸手术，对患者术后的恢复更加有好处。手术以后还要根据术后的临床分期采用化疗或放疗的手段进行辅助治疗。

复发性肺癌包括外科手术后局部残留癌的复发和肺部新发生的第二个原发性肺癌。对于支气管残端残留癌复发，应争取再手术，施行支气管袖状成型切除残留癌。对于肺癌完全切除术后发生的第二个原发性肺癌，只要肺癌适合于外科治疗，患者内脏功能可耐受再手术治疗，同时也不存在外科手术技术上的问题，就应该考虑再施行剖胸手术切除复发性肺癌。

二、放射治疗

放射治疗（放疗）是采用放射线杀死肿瘤的方法。放疗对小细胞肺癌的疗效是最佳的，在非小细胞肺癌中鳞状细胞癌对放射线比腺癌更敏感。肺癌放疗照射野应包括原发灶、淋巴结转移的纵隔区，有时要辅以化疗药物治疗。放疗应当尽可能地减少对正常肺组织的损伤，实现对肿瘤组织的精准打击。放疗是一种局部治疗的重要手段，对于早期肺癌，如果患者因种种原因不能手术，可以采用根治性放疗的手段，疗效可以与手术相媲美。而中期肺癌常常需要联合化疗，才能达到根治性的目的。放疗与化疗的联合可以视患者的情况不同，采取同步放化疗或交替放化疗的方法。目前，随着科技的进步，放疗的手段越来越多，设备和技术越来越精准，从三维适形放射治疗、调强适形放射治疗到图像引导的放疗，立体定向放疗技术的成熟，新的放射源如质子、重粒子等的应用，放疗在肺癌治疗领域发挥了重要的作用。对于晚期肺癌，姑息性放疗能够显著改善症状，提高患者的生活质量和延长生存时间。

根据治疗的目的不同，放疗可分为根治治疗、姑息治疗、术前新辅助放疗、术后辅助放疗及腔内放疗等。肺癌放疗的并发症包括放射性肺炎、放射性食管炎、放射性肺纤维化和放射性脊髓炎。上述放射治疗相关并发症与放疗剂量存在正相关关系，同时也存在个体差异性。

三、化学治疗

化学治疗（化疗）是肺癌的重要治疗方法，是最早运用到肺癌治疗的药物治疗手段，90%以上的肺癌需要接受化学治疗。化疗对小细胞肺癌的疗效无论是早期还是晚期均较肯定，有效率在70%以上，甚至有约1%的早期小细胞肺癌通过化疗可治愈。化疗也是治疗非小细胞肺癌的主要手段，化疗治疗对非小细胞肺癌的肿瘤缓解率为30%~40%。化疗一般不能治愈晚期非小细胞肺癌，只能延长患者的生存时间和改善生活质量。化疗分为姑息性化疗和辅助性化疗：姑息性化疗是针对晚期患者而言的，而辅助性化疗则是手术后的补充。肺癌主要是采用含铂类的联合化疗方案，需根据肺癌组织学类型不同而选用不同的化疗药物。化疗除了能杀死肿瘤细胞外，对人体正常细胞也有损害，因此要密切观察毒副反应，化疗会抑制骨髓造血系统，主要是使白细胞和血小板下降，可以应用粒细胞集落刺激因子和血小板刺激因子治疗。同时，化疗还会造成一些消化道反应，如恶心、呕吐等不适。因此，化疗需要在肿瘤专科医生的指导下进行。近年来，随着新的治疗药物不断涌现，化疗在肺癌中的作用已不再限于单独使用，而常常与抗血管生成药物、免疫治疗药物、靶向治疗药物同步进行。目前，常用于肺癌的化疗药物包括培美曲塞、吉西他滨、紫杉醇、依托泊苷、多西他赛、顺铂、卡铂等药物。随着医学的发展，将来还会有更加高效低毒的化疗药物被研发出来。

四、靶向治疗

目前研究已证实，非小细胞肺癌具有多种驱动基因突变，如EGFR、K-RAS、ALK、ROS1等，其中EGFR突变是最主要的驱动基因突变。肺癌的驱动基因对肿瘤的生长、新生血管以及转移有着重要的作用，针对这些驱动基因所采取的措施就是靶向治疗，药物抑制了驱动基因，也就抑制了肿瘤生长、血管新生以及癌细胞转移，使肿瘤缩小甚至消失。EGFR、ALK、ROS1等基因突变的肺癌已有了很多抑制的药物，而且不断有新的靶向药物被研发出来，但具有K-RAS基因突变的肺癌还没有很合适的靶向药物。

针对性的靶向治疗在携带某一类型突变的肺癌患者中疗效明显优于化疗，有效率可以高达80%以上，但肿瘤往往很"狡猾"，物竞天择、适者生存，当靶向治疗抑制了肿瘤生长、转移的通道，它就会想办法，此路不通则另寻别路，再寻找一条适合自己生长、壮大的道路，这就是耐药。如第一代的EGFR抑制剂、ALK抑制剂平均会在用药9~14个月后发生耐药，所以这个时候需要注意有无新的症状、体征出现，或原来某些症状、体征加重了。同时，某些检查也是必须做的，如通过胸腹部CT、颅脑磁共振等了解有无病灶增大或者出现新的病灶。以EGFR抑制剂为例，大约50%的患者耐药后发生了T790M突变，这时候就可考虑三代EGFR抑制剂治疗，若没有T790M突变，则需要考虑化疗或者是其他治疗手段。

靶向治疗不同于化疗，必须有相应的靶点，因此在使用靶向药物之前必须做基因检测，一般是采用活检的病理标本来进行，如果标本不够或者无法活检，血液或者是胸腔积液检测也是可以替代的，随着下一代测序(NGS)方法的兴起，肺癌的常见基因突变可以同时被检测，大大节约了标本的使用。对于肺癌患者，我们不推荐在没有基因检测结果之前盲目使用靶向治疗药物，这样往往会适得其反。在只有化疗药物的年代，晚期肺癌患者平均寿命只有1年左右，若能找到合适的靶向治疗药物，这类患者中位生存时间可以超过3年甚至更长，如在 ALK 阳性的肺癌患者中，采用合适的靶向治疗药物，平均生存时间可超过6年。随着新的靶向药物不断被研发，未来这一类型的晚期肺癌患者有可能向慢性病转化。靶向治疗的药物除了在晚期肺癌患者中应用以外，仍逐渐向早期肺癌过渡，如 EGFR 突变的肺癌患者术后采用 EGFR 抑制剂进行术后辅助治疗能有效地延缓复发及转移的时间。

五、免疫治疗

近年来逐渐兴起的免疫治疗，极大地改变了肺癌患者的治疗格局。癌细胞作为变异的正常细胞，为什么不会被免疫细胞清除呢？这里涉及一个肿瘤免疫逃逸的概念，肿瘤细胞通过多种机制逃避机体免疫系统的识别和攻击，从而得以在体内生存和增殖。其中一个机制就是肿瘤细胞表面产生 PD-L1，当免疫 T 细胞的 PD-1 识别肿瘤细胞表面 PD-L1 后，可以抑制传导信号，T 细胞就不会发现肿瘤细胞，以及不会向肿瘤细胞发出进攻的信号。PD-1 抑制剂的作用是把这种抑制信号通路给阻断，使 T 细胞功能被重新启动，再次杀灭肿瘤细胞。

免疫治疗究竟可以让晚期肺癌患者多活几年？针对某个具体患者，没有哪个医生能够准确地判断使用药物后的效果如何，能够延长多长时间的生存期。就像化疗一样，由于个体差异的存在，同样的病种，不同的患者疗效可相差很大。而且免疫治疗的毒副反应也是不得不考虑的问题，少数患者因为严重的不良反应而不得不中止治疗。这里引用一些国际性的大中心临床试验数据，与化疗组相比，一线单药使用帕博利珠单抗在 PD-L1 高表达的人群中，中位总生存期达到 30 个月，而化疗组中位总生存期只有 14.2 个月。中国也进行了一个纳武利尤单抗二线治疗用于非小细胞肺癌的临床试验，纳入 504 例患者，结果显示，免疫治疗组患者的中位总生存期较多西他赛化疗组的中位总生存期明显延长。而且免疫治疗有两个很显著的特点，第一就是如果患者的肿瘤细胞对这种免疫疗法产生了应答，产生疗效的维持时间则明显长于化疗；第二就是免疫治疗能够使更多的患者长期存活，我们称之为"拖尾效应"，在多项国际多中心临床研究中的结果显示，使用免疫治疗的这一组患者，5 年存活率达到了 15%~20%，而在传统的化疗时代，这一数据基本上是在 4%~5%，足足提高了 4 倍之多，由此可见，相比较传统的治疗，免疫治疗的这种结果还是非常令人惊喜的。而且免疫治疗除了单独使用外，还可以和化疗药物和其他药物联合使用，以达到增效的作用。目前越来越多的国产免疫检查点抑制剂上市并应用于临床，这将会给更多肺癌患者带来福音和希望。

　　免疫治疗除了在非小细胞肺癌患者中应用以外，还在小细胞肺癌联合化疗中取得了很好的疗效，成为晚期小细胞肺癌的治疗新标准。而且免疫治疗的药物不仅仅用于晚期患者，还在非小细胞肺癌同步放化疗后的维持治疗中获得了新的突破，使用 PD-L1 抑制剂度伐利尤单抗治疗同步放化疗后的肺癌患者，可以延长复发转移时间 3 倍以上，患者生存时间也明显延长。在外科领域，免疫治疗也不甘落后，新辅助免疫治疗在早期患者中的疗效惊人，甚至部分患者经过治疗后再手术，结果发现肿瘤细胞完全消失，开启了肺癌免疫治疗的新纪元。

5 肺癌的预后及随访

肺癌的预后取决于早发现、早诊断、早治疗。由于早期诊断不足致使肺癌预后差，超过80%的患者在确诊后5年内死亡。只有15%的患者在确诊时病变局限，5年生存率可达50%。规范有序的诊断、分期以及根据肺癌临床行为制定多学科治疗（综合治疗）方案，可为患者提供可能治愈或有效缓解的最好的治疗方法。随着以手术、化疗和放疗为基础的综合治疗进展，近30年肺癌总体5年生存率几乎翻了1倍。肺癌患者治疗后的生存情况主要取决于疾病分期和承受标准治疗的能力。具有不良预后因素（包括体力状态差和治疗前体重减轻）的患者预后较差（与治疗无关）。男性性别和年龄也是生存率较低的独立预测指标。

对于新发肺癌患者应当建立完整病案和相关资料档案，诊治后定期随访和进行相应检查。具体检查方法包括病史、体检、血液学检查、影像学检查、内镜检查等，旨在监测疾病复发或治疗相关不良反应、评估生活质量等。中晚期患者和手术治疗后患者的要求也是不一样的，如手术后1年内患者每3~4个月随访1次，2~3年内每6个月随访1次，3年后每年随访1次。而晚期患者，接受化疗、免疫治疗、靶向治疗后则一般要每2~3个月进行1次随访。

 6 肺癌术后如何进行康复治疗？

保持良好心态：患者应该要有好的心态，首先要有战胜疾病的信心，这是最重要的。不要以为自己是一个肿瘤患者，就觉得每天都是压抑的，担心病情会进展或者复发等，要保持好的心态。实际上，现在肿瘤并不就是绝症，很多肿瘤患者还是能够治愈的。

术后，患者应养成良好的饮食习惯。①固定进食时间，定时定量进餐，坚持少食多餐，以每天5~6餐为宜；②积极参与体育锻炼，比如放松训练和瑜伽，或者根据自己的需要和爱好选择最适合自己的锻炼方式；③患者易发生缺铁性贫血，B族维生素缺乏，因此可适当食用瘦肉、鱼、虾、动物血、动物肝脏、新鲜蔬菜等；④接受完手术的患者应注意在膳食中补钙，多吃含维生素D的食物；⑤定期复查，防止癌症卷土重来。复查的项目主要包括病史、体格检查，每6~12个月1次，持续2年，如果结果正常，此后每年重复一次；胸部CT±对比度检查，每6~12个月1次，持续2年，如果结果正常，此后每年做一次低剂量CT，不再需要做对比度检查；血液检查包括营养指标、肿瘤标志物；一般健康检查等；⑥为了获得更好的治疗效果，需保持健康的生活方式，比如戒烟、限制酒精的摄入量、保护自己免受阳光直射等。对于肺癌患者，希望手术以后，或者在医院治疗以后，进行永久性的随访。

7 什么样的人容易患肺癌？

（1）吸烟或长期吸入二手烟者。全球范围内已有大量流行病学研究证实，吸烟是肺癌的最大危险因素，烟草中有50多种物质会引起癌症。专家指出，70%~80%的肺癌与吸烟（包括被动吸烟）相关。任何形式的吸烟都会增加肺癌的风险，且吸烟越多，风险越大。

（2）年龄较大者。随着年龄的增长，患肺癌的概率就会增大。近年来，被诊断为肺癌的患者有一半是年龄在70岁以上，年龄小于55岁的仅占12%。

（3）有癌症病史者或有癌症家族史者。曾患有癌症的人，患上肺癌的风险可能会增加。如果某人的父母、兄弟或子女患有肺癌，那么这个人的肺癌风险会高于无肺癌家族史的人。如果这个人的亲属在年轻时肺癌就发作或有多于一名亲属患有肺癌，那么这个人患肺癌的风险就会更大。直系亲属中如果有癌症患者，那么本人患癌的概率要高出正常人群，所以家族内有恶性肿瘤患者的人，要定期检查，争取尽早发现，同时积极处理与肿瘤有关的癌前疾病。

（4）与致癌剂长期接触者。长期与氡气、砷、铍、镉、铬、镍、石棉、煤烟、烟灰、二氧化硅和柴油有密切接触的人，比如铀矿工人、从事粉尘作业者等。肺癌是职业癌中最重要的一种，约10%的肺癌患者有环境和职业的接触史。长期接触铀、镭、砷、铬、镍、煤焦油、沥青、石棉、杀虫剂、橡胶等可诱发肺癌。

（5）患有传染性肺部疾病者以及其他肺部疾病者。一些传染性肺部疾病患者，比如肺结核患者，患肺癌的风险就会更高。慢性阻塞性肺疾病和肺纤维化患者，患肺癌的风险也会增加。肺部的慢性疾病也是肺癌的诱因之一，肺结核、矽肺、慢性阻塞性肺疾病等患者，肺癌的发病率高于正常人。此外，研究显示，肺癌的发病与心理适应能力差、郁郁寡欢、急躁等因素有关，不良情绪可增加肺癌的发病危险，正所谓"忧伤肺"。

（6）饮食不当者。饮食不当与肺癌的发生也有一定关系。上海市对2276例肺癌患者的统计表明，喜欢吃煎炸食物的人，特别是路边的煎炸食物，患肺癌的风险是正常人的3倍。

（7）大气污染。在工业发达的国家，大气污染是肺癌发病的重要因素之一，且肺癌的发病率城市高于农村，厂矿区高于居住区。此外，职业环境污染也是重要因素。如环卫工、建筑工、矿渣工、家具制造业等特殊工种环境。其粉尘中含有大量对肺有害的微小颗粒，吸入后也易诱发肺癌。

8 肺癌根治术后需要化疗吗？多久可以化疗？

　　肺癌根治术后需要化疗的患者：①术后病理诊断为小细胞肺癌的患者均需要化疗；②对于非小细胞肺癌，术后病理提示有淋巴结转移者均需化疗。对于没有淋巴结转移，肿瘤直径大于 4 cm 均需化疗，术后恢复良好的话，一般 3~4 周可以进行化疗，原则是越早越好。若术后存在支气管瘘或其他并发症，建议延缓化疗或取消化疗；若术后 2~3 个月存在各种因素无法化疗，再做化疗效果有限，则不推荐化疗。

 9 肿瘤标志物升高提示肿瘤转移了吗？

　　首先，对于术后的患者，术后 1 个月内肿瘤标志物指标升高和手术相关，不用过分紧张，术后会慢慢恢复正常。其次，对于晚期的患者，肿瘤指标检测只能作为 CT、MRI 检查的参考指标，对于评价疗效意义不大。最后，对于体检发现肿瘤指标升高的人群，如果只是指标略增高，建议随诊，对于指标高出 3 倍及以上的人群要引起重视，需到肿瘤内科门诊完善其他检查。

 10 不做基因检测，能进行靶向治疗吗？

　　答案是不能，近 20 年前靶向药物刚进入中国市场的时候，由于不能确定什么样的患者获益，发现女性大于 40 岁，不抽烟，腺癌的获益率很高。现在靶向治疗有特定的获益人群，就是有相应突变对应相应的靶向治疗药物。如 EGFR 敏感突变的人群的标准一线用药就是 EGFR 抑制剂。目前，基因检测的费用大幅度下降，靶向治疗也进入医保，从经济角度考虑，也是需要完善基因检测的。

11 手术后咳嗽与切口疼痛怎么办?

　　手术后患者出现胸闷、咳嗽等症状, 不必紧张。首先, 需要排除胸闷、咳嗽为感染性原因或者气胸等病理性原因所致。其次, 咳嗽、胸闷的恢复需要时间。因为, 肺部肿瘤被切除后, 支气管残端在愈合过程中会引起咳嗽, 鼓励患者尽量将痰排出, 这样有利于切口的恢复。如果患者感觉手术切口有疼痛感, 只要不影响夜间休息, 一般不用处理, 大部分是由于手术过程中切断了胸壁的神经所致。一般这种隐隐的不舒服要持续半年左右, 所以劝患者要有耐心。

 12 分子靶向药物皮疹的预防与处理

　　(1)靶向药物服用方法: 餐前 1 小时或餐后 2 小时服用。

　　(2)日常皮肤护理: 使用沐浴露而不是肥皂, 使用防晒霜, 涂抹润肤霜, 避免暴晒。

　　(3)出现皮疹的处理: 皮疹分为 4 级, 无论是几级皮疹, 出现后均可局部使用 2% 克林霉素、1% 氢化可的松软膏, 每天 2 次。严重的需要暂时停用靶向药物, 并加服米诺环素。

第三章

乳腺癌

 1 什么是乳腺癌?

乳腺癌是发生于乳腺组织的一类恶性肿瘤,是女性中发病率最高的恶性肿瘤。乳腺癌是女性发病率居第一的恶性肿瘤,2015年我国乳腺癌发病率达45.29/10万,女性新发肿瘤中,约17%为乳腺癌,新发30万例乳腺癌,近年来,我国乳腺癌发病率逐年上升。我国新发乳腺癌的高峰年龄段为45~59岁,城市发病率更高。

肿瘤是指机体在各种致瘤因子作用下,局部组织细胞增生所形成的新生物,其生长不受正常机体生理调节,而是破坏正常组织与器官。

恶性肿瘤与良性肿瘤相比具有以下特征:①生长迅速;②易发生转移,且发生转移后危险性大大增加;③易复发;④会导致患者脏器受损最终导致死亡。

1. 乳腺癌相关的风险因素

乳腺癌相关的风险因素有：①家族史（直系亲属中有患乳腺癌者），遗传易感性基因突变如 BRCA 基因；②月经初潮较早（早于 12 岁），绝经晚（晚于 55 岁），月经周期<25 天；③长期口服避孕药或接受激素替代治疗；④不良生活习惯及状态如长期高脂肪、低纤维饮食，饮酒过量，体重超标等；⑤曾长期或者一次性大剂量接受电离辐射；⑥本身患有其他乳腺疾病如乳腺重度不典型增生等；⑦长期精神压抑或受过剧烈精神刺激的女性。

2. 乳腺增生会转变为乳腺癌吗?

乳腺增生是女性最常见的乳房疾病，主要症状为乳腺胀痛，与内分泌功能紊乱密切相关。好发于中年妇女，青少年和绝经后妇女也有发生，当今大城市职业妇女中 50%～70% 都有不同程度的乳腺增生；乳腺增生与乳腺癌都是乳腺上皮细胞的过快增长。不过乳腺增生是良性的、可控的细胞堆积，而乳腺癌则是恶性的、不受控制的细胞快速生长；绝大多数乳腺增生并不会进展为乳腺癌，乳腺增生的患者应定期（6～12 个月）复查和有症状改变时随时就诊。在临床上常用到的辅助检查有 B 超和钼靶检查等。

3. 什么是乳腺原位癌?

乳腺原位癌是指导管上皮的恶性增生，癌变只局限在乳腺导管内，还没有通过乳腺导管扩展到乳管以外的正常乳腺组织内，是乳腺癌的早期病变。通过手术切除，经正规的药物治疗等综合治疗，效果确切，可达到痊愈目的，且很少出现复发和转移。

② 乳腺癌的症状、筛查和诊断

1. 乳腺癌的主要症状

首先要了解自己的乳房及乳房周围的情况，自我检查非常重要：最好在每次月经周期过后洗澡时照镜子观察，看看乳房形态、大小是否有变化，如有皮肤发红、酒窝征、橘皮样外观、乳头内陷、乳头糜烂、湿疹，扪及肿块或者肿块明显突出皮肤表面，乳头溢液溢血等，或者原本对称的乳房变得不对称了。卧位或者站立位触摸检查，是否摸到肿块及淋巴结，同时不要忘记检查自己的腋窝。如果你注意到了这些变化，务必到医院行进一步检查。

2. 钼靶 X 线检查

乳腺钼靶 X 线检查，是目前诊断乳腺疾病的首选和最简便无创性检测手段，分辨率高，重复性好，留取的图像可供前后对比，不受年龄、体形的限制，目前已作为常规的检查。

（1）直接征象包括局限性肿块、成簇微小钙化、局限致密浸润、乳腺结构扭曲、双侧乳腺不对称等。

（2）间接征象包括皮肤增厚或回缩、乳头及乳晕异常、瘤周水肿、血管异常增粗等。

钼靶检查适宜人群：20~39 岁人群不推荐。40~45 岁人群每年 1 次；45~69 岁人群每 1~2 年 1 次；70 岁以上人群每 2 年 1 次。

其他检查：①彩超是乳腺 X 线片最重要的补充及释疑方法；②MRI 能更好地显示肿瘤形态和血流动力学特征；③CT 通常不作为乳腺病变的主要检测手段，但能观察到胸壁的改变。

乳腺癌的分期：不同分期的乳腺癌的严重程度和预后不同，

临床上最常见的肿瘤分期方法是 TNM 分期，根据肿瘤的体积及侵犯位置、肿瘤是否有淋巴结转移和肿瘤是否有远处转移，将乳腺癌分为 I ~ IV 期乳腺癌，一般我们所说的晚期乳腺癌是指 III$_{B/C}$ 期乳腺癌（局部晚期）和 IV 期乳腺癌（晚期）。

T（Tumor 肿瘤原发灶情况）指肿瘤体积和侵犯位置；N（Node 淋巴结转移）指肿瘤是否累及淋巴结；M（Metastasis 远处转移）指肿瘤在其他部位发生。

3 乳腺癌的分期

I 期乳腺癌即早期乳腺癌，未累及淋巴结，肿瘤直径≤2 cm，主要治疗手段为部分乳房切除术，术后可以进行乳房重建。

II 期乳腺癌一般称为早中期乳腺癌，肿瘤直径为 2~5 cm，有些情况下，在肿瘤同侧的乳房出现了淋巴结转移。肿瘤直径 >5 cm，或转移至皮肤或胸廓淋巴结聚集或黏附于附近组织，对应 TNM 分期为 $T_{0~3}N_2M_0$、$T_3N_{1~2}M_0$、$T_4N_{0~2}M_0$（III$_B$）、$T_{any}N_3M_0$（III$_B$）。若肿瘤已经转移至皮肤或胸廓，此时乳腺癌为 III$_{B/C}$ 期乳腺癌，即常说的局部晚期乳腺癌。

IV 期乳腺癌：转移性乳腺癌，即常说的晚期乳腺癌，肿瘤扩散或远处转移到乳腺以外的部位。乳腺癌最为常见的转移为骨转移和内脏转移。不幸的是，当疾病进展到晚期时，我们很难将其根治，但我们可以控制晚期乳腺癌。

4 乳腺癌的分子分型

通过病理活检可以了解乳腺组织的细胞学特征并了解其分子分型；方法有针刺活检、影像引导活检和外科手术活检。

对于乳腺癌细胞，有两类分子受体会帮助其生长，分别是激素受体(HR,包括雌激素受体和孕激素受体)和人表皮生长因子受体-2(HER2),这两类分子受体的表达与否对于乳腺癌的预后和治疗手段都有重要的影响;若激素受体和 HER2 均不表达,则为三阴性乳腺癌。83%的乳腺癌患者为激素受体阳性,超过 70%的患者为激素受体阳性且 HER2 阴性。中国乳腺癌患者中约 60%患者为 HR 阳性/HER2 阴性。

不同分子分型预后不同,不同类型晚期乳腺癌的 1 年总生存率:HR 阳性/HER2 阴性约为 84.9%,HR 阳性/HER2 阳性约为 89.5%,HR 阳性/HER2 阴性约为 83.9%,HR 阴性/HER2 阴性约为 56%。

激素受体阳性的乳腺癌患者特征:乳腺癌的发生发展与雌激素、孕激素密切相关,体内雌激素与乳腺癌细胞的雌激素受体结合,刺激癌细胞不断增殖;激素受体阳性的乳腺癌患者预后较好,无论患者为早期或晚期,激素受体阳性的晚期乳腺癌患者的生存期一般长于激素受体阴性的患者;对于激素受体阳性的患者,常使用内分泌治疗来降低激素水平,从而减少癌细胞生长所需的"营养"来源。

❤ 5 乳腺癌的治疗方法

乳腺癌的治疗目标:通过治愈或延缓病变进展来延长生存期;缓解症状;改善生活质量;最大限度地减少治疗所带来的不良反应。乳腺癌的治疗方法主要分为局部治疗和全身治疗,局部治疗包括手术治疗和放疗;全身治疗包括化疗、内分泌治疗、靶向治疗及免疫治疗等。

乳腺癌的手术治疗:乳腺癌手术治疗的目的是切除全部肿瘤组织,所属淋巴结及可能发生转移的周围组织,最大限度地切除肿瘤并保护正常组织和功能。早期乳腺癌的复发风险主要集中在

5年内，1~3年为复发高峰。

手术方式包括乳腺癌保乳术、乳腺癌改良根治术、乳腺癌根治术、乳腺癌术后乳房一期/二期重建术，重建方式因人因病制宜，可选择的方式大体有自体组织重建、假体组织重建和自体联合假体组织重建，自体组织如背阔肌皮瓣、腹直肌皮瓣、大网膜瓣等。

乳腺癌内分泌治疗：多项临床研究结果显示，使用内分泌治疗辅助治疗5年，能够显著降低术后乳腺癌复发风险。乳腺癌的最大特点在于它的发生与发展和体内雌激素水平及其代谢有关；对于雌激素、孕激素受体阳性，尤其反应较高的阳性患者，内分泌治疗是降低复发风险极其有效的手段；由于术后5年都是乳腺癌复发的高峰期，因此，内分泌治疗应坚持5年，部分高危患者需要坚持更长的时间。

1.乳腺癌内分泌治疗

（1）内分泌治疗的机制原理是什么？

①激素是由机体内分泌细胞产生的一类化学物质，其随血液循环到全身，可对特定的组织或细胞发挥特有的效用。

②激素受体阳性的乳腺癌对雌激素有依赖性，即乳腺癌细胞的生长繁殖受雌激素的影响，体内雌激素与乳腺癌细胞的雌激素受体结合，刺激癌细胞不断增殖。

③内分泌治疗通过药物或手术阻断雌激素来源或雌激素信号传导，降低循环中雌激素水平，改变癌细胞生长的内分泌环境，减少癌细胞生长所需的"营养"来源，进而达到抗肿瘤的作用。

（2）所有乳腺癌都适合内分泌治疗吗？

显然不是。雌激素受体（ER）与孕激素受体（PR）均为阳性或其中一种受体为阳性时才适合，激素受体阳性的乳腺癌患者的比例可高达80%。

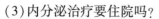

（3）内分泌治疗要住院吗？

内分泌治疗无须住院。方便，花费相对便宜，与化疗相比毒副反应显著减轻，一般可耐受，有助于提高生活质量，可以长期用药，保持良好的疗效，减少复发，抑制肿瘤生长。

内分泌治疗药物及方式按照作用机制不同可分为以下几类：

①选择性雌激素受体调节剂（SERM）：通过与雌激素竞争性结合激素受体来减慢肿瘤细胞的分裂和增殖，可用于绝经前和绝经后早期激素受体阳性的乳腺癌患者的辅助内分泌治疗，延长无疾病生存和总生存；但该类药物治疗会增加子宫内膜增生、血栓栓塞等事件的发生率。

②雌激素受体下调剂：竞争性雌激素受体拮抗剂，下调雌激素受体蛋白水平仅可用于治疗晚期及局部晚期的乳腺癌。

③芳香化酶抑制剂：不论是起始应用，还是中途换药，对于绝经后乳腺癌妇女，疗效、安全性与耐受性均超越了 SERM 类药物，进一步降低复发风险，子宫内膜和血栓栓塞的不良反应发生率较低。

④卵巢去势：药物去势和手术切除卵巢去势。

（4）内分泌治疗的不良反应及对策：

不良反应的主要表现：骨质疏松、肌肉骨骼疼痛、血脂异常。

对策：绝经前患者使用内分泌治疗的同时应进行卵巢功能抑制；建议同时补充钙剂和维生素 D，定期检查骨密度；定期监测血脂，警惕血脂异常的发生。

2. 乳腺癌化疗

（1）化疗是乳腺癌综合治疗中很重要的手段。

（2）术前新辅助化疗能提高肿瘤的手术切除率，术后化疗可延长无肿瘤复发生存期及总的生存期。

（3）无论分子分型是什么，绝大部分患者均有可能从化疗中获益。

（4）化疗适应证：①不适合手术治疗，有广泛转移或远处转移者；②术后或放疗后复发或转移的晚期病例；③术前、术中、术后辅助化疗/新辅助化疗。

（5）辅助化疗和新辅助化疗有何不同？

辅助化疗的目的：术后执行，减少手术治疗后肿瘤复发的可能性。辅助化疗的原因：手术治疗后可能有微转移，而导致病变复发。

新辅助化疗的目的：术前执行，在手术前缩减肿瘤体积（减瘤）为"无法手术"的患者创造手术机会，使手术时肿瘤细胞活力降低，不易扩散，杀死微转移肿瘤细胞，评估肿瘤细胞对化疗药物的反应，提供药物敏感度信息。

3.乳腺癌放疗

放疗应用于乳癌治疗已有100年左右，作为术后补充治疗或晚期复发病例的姑息治疗及保乳术后的局部辅助治疗。

4.化疗对于晚期乳腺癌的应用

对于晚期乳腺癌患者，在以下情况下推荐使用化疗：

（1）激素受体阴性。

（2）内脏危象：如弥漫性肝脏转移、脑膜转移、骨髓转移、肺癌性淋巴管炎。

（3）激素受体阳性但对内分泌治疗耐药。

对于内分泌治疗敏感的激素受体阳性的乳腺癌患者，化疗较内分泌治疗并不能带来更长的生存期，且对生活质量的影响更大，因而推荐使用内分泌治疗。但若对连续数次内分泌治疗均出现耐药，也可转为化疗。

5.乳腺癌靶向治疗

乳腺癌之所以和正常的组织有不同的生长方式，能侵袭转移，是肿瘤细胞中基因表达失调所致；生物靶向治疗正是利用肿瘤细胞可以表达，而正常细胞很少表达或者不表达的特定基因或者基因表达产物作为靶点来研究针对性的药物，最大限度地杀伤肿瘤细胞而对正常细胞损伤很小。

乳腺癌常见靶向药物见表1。

表1　常见靶向药物

靶向治疗方案	分类	作用机制	适用人群
靶向细胞周期	CDK4/6 抑制剂	抑制促进肿瘤细胞生长的关键效应蛋白 CDK4/6，阻断细胞周期进程，从而抑制肿瘤细胞增殖	HR 阳性/HER2 阴性患者
抗 HER2 靶向治疗	单克隆抗体	通过抑制 HER2 信号通路，阻止肿瘤细胞释放生长信号，从而抑制肿瘤细胞增殖	HER2 阳性患者
	小分子酪氨酸激酶抑制剂		

（1）什么是 CDK4/6 抑制剂？

CDK4/6 抑制剂是一类靶向细胞周期调控的靶向药物，细胞周期是指细胞分裂的过程；CDK4/6 抑制剂特异性地抑制 CDK 的表达，从而恢复细胞正常循环，阻止肿瘤细胞过度增长、分裂；CDK4/6 抑制剂和内分泌治疗具有协同作用；在内分泌治疗的基础上加用 CDK4/6 抑制剂，能够提升至近 2 倍无进展生存期。近年来，新药的引入延长了晚期乳腺癌患者的无进展生存。

（2）什么是 HER2 阳性乳腺癌？

HER2 的全称是人类表皮生长因子受体 2，是一种原癌基因，每个人体内的正常细胞膜表面都有少量的 HER2 蛋白，HER2 蛋白可进行信号传导，调控细胞的生长和分裂。癌细胞膜表面过量表达一种叫 HER2 的蛋白，比正常的细胞高几十倍、甚至几百倍。20%~30% 的早期乳腺癌存在 HER2 基因的过度表达。HER2 过表达（阳性）乳腺癌恶性程度相对较高，容易出现复发和转移。抗 HER2 的分子靶向治疗对于 HER2 阳性乳腺癌效果好，可以明显地改善预后，减少复发，延长生存期。

（3）为什么进行免疫组织化学（IHC）法检查后还要完善 FISH 检测？

推荐采用免疫组织化学（IHC）法检测 HER2 蛋白的表达水平，应用原位杂交（FISH 或亮视野原位杂交）法检测 HER2 基因扩增水平。临床上，如果 IHC 不能明确 HER2 状态，即 HER2(2+) 可疑阳性时，需要进一步完善 FISH 检测，如果结果为阳性则需要靶向治疗。

（4）目前国内常见的靶向药物有哪些？

目前乳腺癌中较为成熟的治疗靶点为 HER2，已上市的治疗药物主要包括曲妥珠单抗、帕妥珠单抗、恩美曲妥珠单抗、拉帕替尼和吡咯替尼等。

6. 靶向治疗的主要不良反应及处理措施

（1）心脏毒性：定期监测心功能。

（2）口腔炎：养成良好的口腔卫生及饮食习惯，使用温和的牙膏和软毛牙刷，避免口腔接触含有酒精的饮料。

（3）皮肤反应：勿搔抓剥脱皮屑，使用乳霜保护皮肤，避免剧烈阳光刺激皮肤。

（4）腹泻：清淡饮食，少食多餐，多饮水。

（5）血小板减少：每次用药前（即每 3 周）必须监测复查血常

规及外周血涂片检查,如发生出血,包括瘀斑、瘀点,以及血小板计数恢复缓慢,请及时联系主诊医生,必要时需至血液专科医生处就诊,接受正规的血液科治疗。

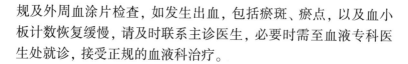

6 乳腺癌治疗过程中的随访管理

早期乳腺癌治疗过程中应注意进行疗效、伴随疾病和不良反应的随访。

ER 阳性/PR 阳性/HER2 阴性的患者:

1. 绝经前使用芳香化酶抑制剂+OFS±化疗

(1)随诊随访:一般检查、乳房 X 线、肝脏超声、血生化和血常规、月经状态。

(2)伴随疾病随访:血脂、精神因素、骨质丢失或骨质疏松。

(3)不良反应随访:血脂、骨质丢失或骨质疏松、肌肉骨骼疼痛、老年性阴道炎等。

2. 绝经后使用芳香化酶抑制剂±化疗

(1)随诊随访:一般检查、乳房 X 线、肝脏超声、血生化和血常规。

(2)伴随疾病随访:血脂、精神因素、骨质丢失或骨质疏松。

(3)不良反应随访:血脂、骨质丢失或骨质疏松、肌肉骨骼疼痛、老年性阴道炎等。

乳腺癌复发有什么征兆?

治疗手段的完善,有助于降低乳腺癌患者的术后复发率,但若在随访期间出现新发肿块、持续头痛、肌肉骨骼疼痛、胸痛、呼吸困难、腹部疼痛等异常表现,请立刻就诊进行检查,及时确定是否复发。

7 乳腺癌的护理管理

一、饮食管理

1. 如何搭配合理膳食

合理摄入绿色蔬菜、水果、粗粮、低脂奶制品、鲜鱼等健康食品，可以减少乳腺癌发生的可能。而地中海饮食常被视为健康的饮食方式，西班牙的一项多中心研究证明，坚持地中海饮食（图1）能减少各种乳腺癌的发病率。

在任何一餐中，你的饮食搭配都应该有 70% 的新鲜水果蔬菜，特别是绿色蔬菜，还有 30% 的全谷物和蛋白质。不要害怕淀粉，如红薯和南瓜等。多吃彩色的蔬果，因为它们含有丰富的植物营养素。

可参考以上膳食结构来搭配每日饮食，搭配原则如下：

（1）优化主食：日常饮食中适量加入粗粮，如燕麦、薏米、糙米、黑米、玉米等。该类食物可补充 B 族维生素和微量元素，由于粗粮不易消化，注意不要过量。

（2）多鱼少肉：相比海鲜而言，红肉类脂肪含量较高，并以饱和脂肪酸为主，过多摄入不利于疾病的预防。因此，提倡食用深海鱼。深海鱼价格高，也可以选择常见的水产品代替，如草鱼、虾，等等。

（3）适量奶和豆制品：奶制品应是获取动物蛋白质和钙的重要来源，每天一杯即可。食用大豆食品可显著降低女性乳腺癌的病死率和复发率。可与动物蛋白搭配实用。

（4）增加蔬果：增加蔬菜及水果的摄入，蔬菜每天摄入 300～500 g，水果每天摄入 200～350 g。

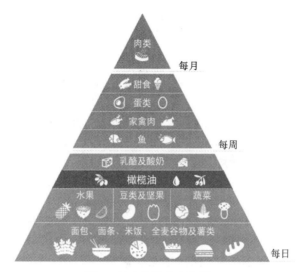

图1　地中海饮食金字塔

（5）适量坚果和种子：这类食物富含纤维、镁以及多不饱和脂肪酸，有利于降低机体胆固醇水平。

（6）优质食用油：倡导使用橄榄油调味，橄榄油中含有大量的单不饱和脂肪酸，可使心血管疾病发病率降低（注意橄榄油不适合高温烹制法），也可以选择各种植物油变换着吃。

2.健康的烹调方式

日常宜选择凉拌、清炒、煮、炖、蒸等少油的烹调方式，不用动物油，限用植物油，每天烹调用植物油不超过两白瓷勺，即20 mL。少吃食盐，口味要清淡。

（1）吃大豆容易得乳腺癌？

不会。大豆不会增加患乳腺癌的风险，因为大豆含有丰富的

51

大豆异黄酮,是一种植物性雌激素,和人的雌激素不同,适量食用不会导致疾病。实际上,2009年以来每一项相关研究都显示,大豆可以降低患乳腺癌的风险,并减少患者的复发率。

(2)喝果汁能抗癌和解毒?

相比于直接吃新鲜水果,喝榨果汁的主要缺点在于,我们错失了水果本身带有的纤维,许多人错误地认为,纤维难以消化,最终只能变成粪便。但事实上,纤维可以帮助我们预防乳腺癌。

二、养成健康的生活方式

很多癌症的发生都与不健康的生活方式密切相关,乳腺癌同样如此。乳腺癌是一种与激素密切相关的疾病,各种能破坏体内激素平衡的不良生活习惯,都会增加乳腺癌的发生概率。

1.远离高脂饮食,保持合理体重

脂肪细胞是体内雌激素的来源之一,长期的高脂饮食不仅会引起体重超标,多余的脂肪还会影响女性体内激素平衡,促进乳腺癌的发生。肥胖也是绝经后女性发生乳腺癌的主要危险因素之一。

对于身体质量指数(BMI)在30或以上的女性而言,一旦患上乳腺癌,康复后乳腺癌的复发率会增加57%。所以保持合理的体重十分重要。

2.养成良好的作息习惯,避免熬夜

研究表明,熬夜会使人体内褪黑素的分泌受到抑制,褪黑素水平降低会导致雌激素的分泌增加。与不熬夜的女性相比,经常熬夜的女性发生乳腺癌的概率明显增高。

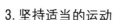

3.坚持适当的运动

运动可以帮助降低患乳腺癌的概率,哪怕是已经患上乳腺癌的患者,适当的运动也能降低乳腺癌的复发风险。建议每周进行5小时中等强度的有氧运动(如慢跑、登山、游泳等)或2.5小时的高强度运动(如快跑、球类运动等),还可以每周增加2次左右中高等强度的肌肉强化运动,如瑜伽、仰卧起坐、俯卧撑等。你越活跃,就越能从中受益。

4.学会释放情绪

研究表明,长期的紧张、压抑、暴躁等不良情绪会增加乳腺癌的发生概率。因此,保持健康的心理状态和乐观的情绪很重要。平时可以多参加户外的活动,有不良情绪时,要选择积极的方式去化解,比如:听音乐、运动或找人倾诉,避免情绪的积压,增加诱发乳腺癌的隐患。

三、乳腺癌化疗患者的护理

1.饮食原则

饮食清淡、少量多餐:可选择易消化的软食、高蛋白、富含维生素和低脂肪饮食,如鸡肉、鱼肉、鸡蛋以及各类新鲜蔬菜水果,适量选择干果类食品,如花生、核桃等。忌高脂饮食、辛辣刺激食品如烟、酒、咖啡、浓茶、煎炸食物、霉变食物、腌制食物,慎用保健品。

2.化疗患者饮食指导

(1)食欲不佳患者饮食:
①对于食欲不佳的患者可辅助给予开胃类食物如新鲜蔬果

汁，山楂等，或者在炒菜时适当加入葱姜蒜以提升口味。

②少量多餐，三餐间可口服补充特殊医学用途配方食品，以满足营养需求。

③胃肠道反应严重不能进食者则需要输注静脉营养液来改善患者的状态。

（2）腹泻患者饮食：

①轻度腹泻：可选择半流食如大米粥、疙瘩汤、土豆泥、山药泥、鸡蛋羹、低脂酸奶、豆腐脑等。

②中度腹泻：应补充液体，如白开水、米汤、运动饮料、蔬菜汤、淡茶水、口服补液盐，确保补充腹泻中丢失的水分和电解质。

③重度腹泻：需禁食，及时就诊补液治疗。

（3）便秘患者饮食：

①化疗患者容易便秘，可使用橄榄油 50 mL 口服或者灌肠，适当使用缓泻剂：番泻叶或者乳果糖。注意多吃新鲜水果蔬菜。

②多饮水补充水分，每日饮水量在 2000 mL 以上，保证足够的尿量使化疗药物尽快排出体外，还能预防便秘。

四、常见不良反应的护理

1. 不同程度的白细胞下降

下降的低谷期多在化疗后 7～10 天，每次化疗后应定期于当地医院复查血常规。白细胞低时不要到人群密集的地方，避免感染，注意保暖；居住环境要通风、透气，并做好个人卫生。

2. 贫血、血小板下降

有些患者可能还同时有贫血、血小板下降的情况，容易出现眩晕或皮肤黏膜的自发性出血导致青紫瘀斑，饮食方面多吃补血的食物如动物肝脏、动物血、鱼、肉等。严重贫血的患者遵医嘱用药或输血治疗。

3. 胃肠道不适

化疗期间会引起胃肠道不适，轻者有恶心、厌食，重者则引起剧烈呕吐。应按照上述原则进行饮食调整，呕吐反应重者可告知主管医生，可遵医嘱增加止呕药物。

4. 脱发

化疗后会出现不同程度的脱发，外出可佩戴假发或帽子。也不必过分担心和困扰，毛发通常会在化疗结束2~3个月后重新长出来。

五、升白细胞治疗注意事项

1. 升白细胞药物的使用

（1）升白细胞治疗药物，一定要置于2~8℃的冰箱保存，不能冷冻或温度过高，否则会变质。

（2）化疗结束后须预防性给予升白药，并定期复查血常规；"长效"升白药是目前可用的一种选择，如果使用"长效"升白药后仍有明显的白细胞降低或相应症状，可考虑升白细胞治疗（特殊情况遵医嘱）。

2. 出院后白细胞低的处理方法

（1）若白细胞高于$3.0×10^9$/L，可以暂不处理，定期复查血常规观察其变化。

（2）若白细胞在$(2.0~3.0)×10^9$/L之间，则当天皮下注射升白药（100 μg），第二天复查血常规。

（3）若白细胞低于$2.0×10^9$/L，则当天皮下注射升白针

（200 μg），并于当地医院就诊，第二天复查血常规，若白细胞仍低，则继续予以升白细胞治疗直到白细胞高于 $3.0×10^9/L$。

（4）若白细胞低于 $1.0×10^9/L$，需要预防性使用抗生素抗感染和保护性隔离，并及时联系医生。

（5）化疗期间若出现特别疲劳、发热、腹泻等不适，及时到当地医院就诊并抽血查血常规。

六、乳腺癌的术后护理

1. 术后饮食

（1）手术当日可用棉签湿润嘴唇，麻醉清醒后可以少量小口饮水，若无呛咳等特殊情况，手术后 6 小时尝试进食流质，如果患者没有呕吐等反应，可以尝试正常进食，少量多餐。

（2）食物选择优质蛋白质如鱼、肉、蛋、奶和豆制品；碳水化合物要充足，如粳米、小麦粉、粗粮、豆类可按个人喜好选择；充足的维生素和矿物质，如新鲜蔬菜与水果；蔬菜每日每人需要 1 斤左右，水果半斤左右。

（3）烹调方法：以蒸、煮、炖、烩为佳，汤汁营养含量低，油脂较多，不建议喝过多的汤。

术后要忌食"发物"吗？

乳腺癌患者术后饮食上没有过多限制，可参考前面提到的饮食指导。术后注意营养均衡，不建议盲目忌口或过度进补。术后建议低脂饮食，多进食新鲜蔬果以及鸡蛋、鱼等含优质蛋白质的食物。远离激素或者含添加激素的保健品，如雪蛤、蜂王浆、羊胎素、避孕药。

另外，在中国人的传统认知观点中，鱼、虾、海鲜等都是所谓的"发物"，不适合癌症患者食用。然而，现代医学研究表明，上述观点是没有科学依据的，这些所谓的"发物"含有丰富的优质

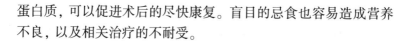

蛋白质,可以促进术后的尽快康复。盲目的忌食也容易造成营养不良,以及相关治疗的不耐受。

2. 引流管的护理

术后伤口将放置胶管引流,以便引流出手术区积聚的液体,利于伤口愈合。引流管及引流瓶应妥善处置好,保持引流的通畅,防止引流管扭曲、受压、脱落。定时用手指指腹挤压引流管,避免管道堵塞。医生会根据引流情况决定何时拔管。

3. 伤口的护理

(1)术后近期内出现伤口不适或疼痛是正常的现象,不必担心害怕。

(2)伤口每3~5天换药1次,保持伤口清洁、干燥以及包扎牢固,特别是夏季要避免出汗。若出现红肿、裂开或者脓性分泌物应即时就诊。若出现伤口皮下积液,不需要过分紧张,通过换药抽取积液以及加压包扎可以改善。

(3)伤口完全拆线及拔管后1周,可用清水沐浴,伤口处不可使用肥皂、沐浴露等硬搓。结痂处待其自然脱落,不可抠弄。

4. 患肢功能锻炼

乳腺癌的改良根治性乳房切除术包括全乳房切除术和腋窝淋巴结清扫术。腋窝淋巴结清扫术后,导致患者出现不同程度的并发症情况,如肩部运动障碍、上臂水肿等。术后早期进行全面、主动的康复训练,对于预防并发症的发生十分重要。患肢康复训练分为3个阶段:

第一阶段:术后1~7天,此时伤口还未愈合,引流管尚未拔除。本阶段主要以指关节、腕关节、肘关节运动为主,以不疲劳为宜,注意观察患肢有无肿胀、麻木、疼痛等症状。

(1)术后24小时内：可活动手指和腕部，可作伸指、握拳、屈腕等锻炼，避免大幅度的肩关节外展运动，不要用患肢支撑起床，前屈后伸幅度不要过大。

(2)术后1~3天：增加上肢肌肉等长收缩运动，在第一组功能锻炼的基础上，增加肘关节运动、向心性按摩、深呼吸运动。

①肘关节运动：手握拳，用力屈肘至肩部再伸直，以感觉肌肉酸痛为宜。

②向心性按摩：健侧手轻轻按摩患肢手臂，从手腕到肩部。

③深呼吸运动：坐、站、卧位均可，放松肩部，将双手放在胸前，用鼻缓慢深吸气，用嘴慢呼气，感受胸廓的起伏。

(3)术后4~7天：学会用患侧手洗脸、刷牙、进食等，并做以患侧手触摸对侧肩部及同侧耳朵的锻炼。

第二阶段：术后7~14天，此时皮瓣已经长好，伤口绷带已拆除，引流管已经拔除，确认伤口无积液。此时可以增加肩关节的活动，动作幅度可视情况而定。

(1)抬肩运动：健侧手托住患侧手背或肘部，一侧肩上提的同时另一侧肩下压，两肩交替上提和下压。

(2)旋臂运动：手臂自然垂放，双肩由前往后做环绕动作，再由后往前做环绕动作。

第三阶段：术后第15天起，康复训练可延续前两阶段的动作，但动作幅度尽可能加大，以促进肩关节功能恢复。

(1)手指爬墙活动：正面或侧面对着墙，患肢指尖顺着墙体缓慢向上爬，以出现轻微的牵拉感或疼痛为宜，在这个过程中身体始终保持直立。每天如此反复，循序渐进。

(2)扩胸运动：双手抬至胸前平屈，然后向两侧用力展开。

(3)划臂运动：站立，双手放于身体两侧，以肩为轴，在腹部交叉向两侧展开，同时360°画圈，重复进行。

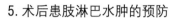

5.术后患肢淋巴水肿的预防

上肢淋巴水肿作为一种常见乳腺癌并发症，具有较高的发病率，且较难治愈，还会严重影响患者的生活质量和术后恢复，所以术后淋巴水肿的预防至关重要。

（1）要尽量保持患侧手血液循环通畅，上衣尽量选择柔软、吸汗、舒适的棉质衣服；不要穿过紧的文胸或内衣；避免皮肤破损感染。

（2）不在患侧手臂测量血压、输液、注射及抽血；无水肿时，遇到特殊情况可酌情使用。

（3）术后3周内不要让患肢承重达1 kg以上的物体。伤口愈合后，要避免负重超过体重的1/4的重物。

（4）若发现手臂变红、异常、变硬或水肿严重时，应及时于医院就诊。

6.患肢淋巴水肿的护理

目前，针对早期的淋巴水肿，水肿程度较轻，对生活没有明显影响，患者在家中可以经常进行康复锻炼，比如从患侧肢体末端到心脏方向进行轻柔的抚摸，促进淋巴回流；患侧手部可以进行抓握动作，产生肌肉泵的作用，促进淋巴回流；平时可适当抬高患肢和身体保持90°，促进血液回流等。也可以去康复科进行一些物理康复治疗。常见的物理康复治疗有物理驱动治疗仪、弹力衣、弹力绷带等，还可以遵医嘱使用药物治疗。

水肿比较严重的类型，临床上也可以通过手术治疗达到减轻水肿的目的。手术可行淋巴管–静脉吻合、分流术，前臂组织切除、缩减手术等。

七、如何预防乳腺癌？

乳腺是人体的浅表器官，出现乳腺癌早期征象时，比其他癌易于被发现，并且乳腺癌的病程通常较长，完全可以做到早期发现，早期诊断并接受早期的治疗，从而获得最佳的疗效。而科学的乳房自检方法是避免延误诊治的"第一道防线"，那么我们应该怎样进行正确的乳房自检呢？

1. 乳房自检的时机

乳房自检不必过频，一般选择在月经结束后一周左右进行（已经闭经的女性可以选择每个月的第一天进行自检），此时乳腺组织相对较薄，易于发现异常征象。

2. 乳房自检的步骤

第一步："视"诊

面对镜子，肩膀挺直，双手叉腰，看乳房的大小、外形是否对称，有无肿块突出或静脉曲张；皮肤以及乳头情况是否发生改变。然后举起双臂，观察相同的内容。如果看到皮肤有凹陷、皱缩、橘皮样、凸起以及乳头位置变化或者倒转（向内凹陷而不是伸出来），要及时去正规医院就诊。

第二步："触"诊

乳房的触诊一般在平躺时较易检查，取仰卧位，背部垫一软枕，一侧手臂枕在脑后，以充分展示乳房，便于检查。触诊时可将示（食）指、中指和无名指三个手指并拢并伸直，用指腹连带掌侧轻柔触摸，左手触摸右侧乳房（右手触摸左侧乳房），沿着顺（逆）时钟方向紧贴皮肤作循环按摩检查，每检查完一圈回到12点，往乳头方向移动 2 cm 做第二圈、第三圈检查，要检查整个乳房直至乳头。最后触摸乳晕下的深部组织，检查完右侧，以同样的方式检查左侧。触摸完双侧乳腺后再分别触摸双侧腋窝、锁骨下及锁骨上是否有淋巴结肿大。最后，再用拇指和示(食)指挤压乳晕部分是否有液体溢出。

温馨提示

①触诊过程中，切忌用手抓捏，以免将正常的乳腺组织误认为肿块。正常的乳腺摸起来感觉柔软，有弹性，摸不到肿块和硬结。

②触诊时，不要忽略检查向腋窝突出的乳腺尾部。

3.自检异常辨识

乳房肿块：特别注意质地较硬、增长较快、活动度较差的肿块。

皮肤改变：当乳腺侵犯皮肤时，皮肤表面会有温度、颜色及外观的异常改变。如有水肿、凹陷、皱缩、橘皮样改变、皮肤发红发热等异常请及时就医。

乳头异常：注意观察乳头是否有内陷，乳头变平或者向内收缩等异常表现；非怀孕期或非哺乳期出现乳头溢液，特别是水样、血样或浆液样的液体，往往代表着某种病理状态。

浅表淋巴结异常：腋下、锁骨旁或者颈部出现肿胀或肿块；某处有持续疼痛感，而且不会随着月经周期变化。

(1)乳房自查没有异常就可以不用去医院检查了？

有研究认为，大约有44%的乳腺癌可以通过细致的乳腺触诊发现。但这远远不够，仍有约一半的乳腺癌会被漏诊，尤其是不那么明显的肿块或者有些导管原位癌仅仅表现为钼靶上的砂砾样钙化。另外，哪怕是医生，判断也可能会受主观因素影响，所以还是要借助其他辅助检查以提高诊断的准确性。40岁以上的女性及40岁以下的乳腺癌高危女性建议1~2年去医院进行1次乳腺癌筛查。

（2）患乳腺癌，还能正常"啪"吗？

小林刚刚完成乳腺癌手术、化疗。治疗的结束，没有带给她胜利喜悦，只见她一脸忧郁。这是为什么呢？

在医生地耐心询问下，才知道困扰小林的问题：从确诊乳腺癌后，因担心经常"啪"会导致病情加重或复发，不敢与丈夫有性生活，现在丈夫提出离婚。她刚刚遭受疾病的打击，又要面临婚姻的破碎！其实，这不仅仅是小林的困惑，很多年轻的乳腺癌患者都有过类似的经历。那么，乳腺癌患者到底能不能有正常的性生活？

接受手术、化疗后的乳腺癌患者进行正常的性生活，不会导致病情复发或转移。部分乳腺癌与患者的内分泌有关，超过50%的乳腺癌患者其雌激素的水平高于健康人。

但雌激素不直接参与性生活的过程，患者进行正常的性生活也不会影响其体内雌激素的分泌。所以，大家可以放心，有规律且和谐的性生活是不会加重病情或复发的，在一定程度上，还可以有助于心理的健康和社会角色的适应，有助于身体各项功能的恢复。

如果担心乳腺癌手术对于女性外形的影响，可根据实际情况进行保乳手术、乳房重建术或佩戴义乳以帮助保持外形和对异性的吸引力。也可与伴侣充分沟通，提前查找或编辑一些术后的照片，让伴侣提前适应并接受，可以避免心理冲击和创伤。

为什么口服治疗药后，总感觉夫妻生活不舒服？

其实这是很正常的现象，完全没必要独自默默忍受。内分泌治疗常导致乳腺癌患者激素水平急剧下降，出现一系列血管舒缩相关症状。有研究表明，乳腺癌患者的综合治疗尤其是长达数年的内分泌治疗，致女性性功能障碍发生率较高，突出表现为阴道干涩、性交痛。当然，这也不是没办法解决的。

对于这些问题，我们不推荐使用含性激素的药物，但可以使用非激素治疗的药物如阴道凝胶、润滑剂等减少性交时的摩擦，减轻疼痛。

恢复性生活需要患者自身克服心理障碍，更多地需要家人的陪伴和支持建议，夫妻之间要多沟通，给予患者强大的鼓励和支持，一起走过最难忘的时光。

 8 关于乳腺癌的几个谣言

谣言 1："胸大"更容易得乳腺癌

"胸大"主要是胸部脂肪组织较多，目前没有研究表明"胸大"就更容易得乳腺癌，乳腺癌的发生可能与乳腺密度有关，"胸小"的女性人群中相当一部分人致密乳腺比较多。丰胸手术因为并没有直接伤及乳腺组织，并不会增加患乳腺癌的概率。

谣言 2：没有肿块就不会患乳腺癌

约有 10% 的乳腺癌确诊患者乳房不会出现肿块、疼痛或其他异常症状。而在检测到的肿块中，80%～85% 都是良性的，它们通常都是囊肿或是非癌肿瘤，这称为纤维腺瘤。

谣言 3：X 线片检查会导致乳腺癌扩散

近 30 年来，10 多项实验研究不约而同地得出结论：乳腺 X 线片检查产生的辐射量极少，而女性从 40 岁开始每年进行检查能提前发现病情，相较早做治疗的益处，其不良反应可以忽略不计，不会导致乳腺癌扩散，更不会诱发乳腺癌。

谣言4：得了乳腺癌最好切除整个乳房

很多女性畏惧"失去乳房"而影响医治时机，其实目前对于病变处于早期、肿瘤较小的，可以采用保乳术保留乳房的基本形状，仅切除病变部分。还有乳房重建术可以通过自体组织移植或乳房假体填充，修复或是重建胸壁畸形和乳房缺损。

如果被查出乳腺癌也不要过于悲观，随着现代医学的进步，乳腺癌的诊断和治疗方式经历了从粗放到个体化与精准化的过程，治疗效果也越来越好。

第四章

▼

卵巢癌

 卵巢癌的这五大高危因素

卵巢，是女性身体中重要的性腺器官，与女性的生育、健康都息息相关。卵巢癌起病隐匿，扩散快，疗效不佳，且发病率呈逐年上升及年轻化趋势，缺乏有效的早期筛查及诊断方法。卵巢癌成为病死率最高的妇科恶性肿瘤，有着"妇科第一癌"的恶名。

那么卵巢癌的高危因素有哪些呢，女性朋友可以参照对比，有符合症状的，一定要注意"早查早筛"，积极预防。

1. 遗传因素

卵巢癌最重要的危险因素之一是家族史，尤其是一级亲属（如母亲、女儿及姐妹）中有卵巢癌、乳腺癌家族史的人群，风险更高。原因是有两个特定的遗传基因：BRCA1 和 BRCA2，当这两个基因发生突变，就可以由父母遗传给子女，并可导致乳腺癌、卵巢癌等多种恶性肿瘤的发生。BRCA 突变基因携带者卵巢癌发病率为27%~44%。

2. 生殖因素

卵巢是受激素环境影响的器官，激素水平的变化在卵巢癌的发病中占重要地位。未生育、初潮年龄早、绝经年龄晚以及长期口服含雌激素药物是卵巢癌的高危因素。因为上述因素可造成女性排卵时间延长，从而增加了卵巢癌的发病风险；相应地，妊娠、母乳喂养和口服避孕药（处于高孕激素状态）可以降低卵巢癌发生的风险。

3. 疾病因素

一些妇科疾病与卵巢癌的发生也有密切相关。有研究发现：多囊卵巢综合征以及子宫内膜异位症的患者，有一部分可能发生卵巢癌。

4. 环境和行为因素

饮食因素方面，高脂饮食可增加患卵巢癌的风险，而多进食蔬菜、水果等可降低卵巢癌的风险。

此外，运动和降低体脂含量也可以降低卵巢癌的发生，可能的原因是运动和降低体脂含量使体内雌激素水平降低；在环境或职业行为中接触过多的芳香胺和芳香族碳氢化合物、有机粉尘、人造玻璃纤维、石棉、美发剂等均可能增加卵巢癌发生的危险性。

5. 精神因素

精神因素也与卵巢癌有一定关系，研究发现抑郁、焦虑、人际关系紧张等负面情绪可明显增加卵巢癌发生的危险性，原因可能是不良情绪抑制免疫功能，削弱机体的抗癌能力。

上述对卵巢癌疾病五大危险因素的介绍，除遗传因素外，我们可以从减少疾病发生危险因素入手，生活中减少高脂摄入、增加锻炼。精神上通过交友、冥想、与宠物互动等方式来自我调节和减压。

 卵巢癌有哪些疾病信号要警惕

卵巢癌是女性生殖系统病死率最高的恶性肿瘤，由于早期卵巢癌通常没有明显而特异的症状，再加上没有有效的筛查方法，导致卵巢癌早期难以被发现。待到症状明显之时，往往已是晚期。并且，中晚期卵巢癌患者即使经治疗获得完全缓解或部分缓解，仍有 70%~80% 会出现复发。

那么，是否有一些疾病信号能帮助我们尽早识别卵巢癌呢？当女性朋友出现这些症状时，一定要重视！

1. 腹胀、腹围增大

在很多人眼里，发现腹围增大错以为自己是长胖了，但事实上，腹胀和腹围增大堪称是卵巢癌"红牌"警告，常在未触及下腹部肿块前即可发生。由于肿瘤本身的压迫，加之腹腔积液的发生，使患者常有腹胀感。因此，一旦出现不明原因的腹胀，应及时到妇科肿瘤专科完善妇科检查和 CT 检查。

2. 腹痛

腹胀和腹痛不一定同时存在，腹痛的出现有各种原因，大多预示病情加重。卵巢癌浸润周围组织，或者与邻近组织发生黏连，压迫神经可引起疼痛。

3. 不明原因的消瘦

卵巢癌患者食量减少及消化不良。癌细胞大量消耗人体养分，使患者日益消瘦，贫血乏力。

4. 月经紊乱

多数卵巢癌患者不会出现月经异常表现。但有些女性因卵巢正常组织被癌细胞破坏，卵巢分泌激素的功能出现异常，会出现月经失调，而有些卵巢肿瘤具有分泌激素的功能，可使绝经后的患者出现阴道流血。

5. 频繁排尿

因卵巢癌压迫膀胱，使得排尿频繁，如出现进行性加重的无痛性尿频，应及时做妇科检查。

6. 便秘

卵巢癌压迫直肠，使得排便习惯改变，如出现进行性加重的便秘，排除肠道疾病以外，还应及时完善妇科检查。

7. 下肢及外阴部水肿

卵巢肿瘤会增大，压迫盆腔静脉，或影响淋巴回流，日久患者可出现下肢、外阴部水肿的症状。

作为女性，我们要爱护自己，时刻关注自己身体的变化。提前了解疾病的信号，引起重视，尽早诊断和治疗。

卵巢癌的诊断技术和应用

（一）筛查方法和高危人群

Ⅰ期卵巢癌患者 5 年生存率可超过 90%。但是卵巢深处盆腔，当卵巢病变处于早期时常无明显的临床症状，当因出现症状而就诊时，70% 的患者已处于晚期。因此卵巢癌的早期诊断具有重大意义。可是现有基于普通人群的资料，无论是 CA125、经阴道超声单独筛查还是二者联合，均不能达到满意的筛查效果。对于普通人群的筛查方法，还需要进一步的探索。

普通妇女一生中患卵巢癌的风险仅为 1% 左右，而 BRCA1 和 BRCA2 胚系突变携带者在一生之中发生卵巢癌的风险分别达 54% 和 23%，是卵巢癌的高危人群。对于 BRCA 突变携带者，在未完成生育前，推荐从 30～35 岁起开始定期行盆腔检查、血 CA125 和经阴道超声的联合筛查。BRCA1 和 BRCA2 胚系突变的筛查可采外周血或唾液标本通过二代测序的方法进行检测。这两个基因突变的检测，不但有助于确定卵巢癌的高危个体，对于卵巢癌患者具有预测预后和指导治疗药物选择的意义（详见靶向治疗部分）。此外，还有 Lynch 综合征、利—弗劳梅尼综合征家族的女性都是卵巢恶性肿瘤的高危人群，需要检测的基因还包括 MLH1、MSH2、MSH6、PSM2、TP53 等。对于家族史比较明显但无法判断属于哪种遗传性综合征的情况，可考虑行遗传相关的多基因检测。检测结果应咨询相关医生，在发病风险、筛查方法以及诊断和治疗方面得到相应的指导。

(二)临床表现

1.症状

上皮癌多见于绝经后女性。卵巢上皮癌早期症状不明显,往往是非特异性症状,约 2/3 的卵巢上皮癌患者诊断时已是晚期。晚期时主要因肿块增大或盆腹腔积液而出现相应症状,表现为下腹不适、腹胀、食欲下降等,部分患者表现为短期内腹围迅速增大,伴有乏力、消瘦等症状。也可因肿块压迫出现大小便次数增多的症状。

2.体征

临床查体可发现盆腔包块或可扪及子宫直肠陷凹结节。上皮性癌多呈双侧性、囊实性或实性,结节不平感,多与周围黏连。有淋巴结转移时可在腹股沟、锁骨上等部位扪及肿大的淋巴结。恶性生殖细胞肿瘤有 95% 以上为单侧性。

(三)辅助检查

1.肿瘤标志物检查

血 CA125、人附睾蛋白 4(HE4)是卵巢上皮癌中应用价值最高的肿瘤标志物,可用于辅助诊断、疗效监测和复发监测。

(1)CA125:最为常用的卵巢癌肿瘤标志物,尤其是浆液性卵巢癌的首选肿瘤标志物。外科手术或化疗后,87%~94% 的卵巢癌病例中血 CA125 浓度与疾病进程相关性较好,可提示肿瘤的进展或消退。满意减瘤术后,7 天内 CA125 可下降到最初水平的 75% 以下。

(2)HE4:HE4 是近十年来应用于临床的肿瘤标志物,其对卵巢癌的诊断特异度(90%~95%)显著高于 CA125(76.6%~86.5%)。HE4 水平不受月经周期及绝经状态的影响,在绝经前人群中,其诊断卵巢癌的特异度(88.40%~96.80%)优于CA125(63.30%~85.70%)。

(3)ROMA 指数:ROMA 指数是将 CA125 和 HE4 的血清浓度测定与患者绝经状态相结合的一个评估模型,其值取决于CA125、HE4 的血清浓度、激素水平和绝经状态。在绝经后的患者中,其敏感度约为 90.60%,特异度约为 79.40% 。

(4)其他:卵巢恶性生殖细胞肿瘤相关的标志物包括甲胎蛋白(alpha-fetal protein,AFP),升高可见于卵黄囊瘤、胚胎癌和未成熟畸胎瘤。

2.影像学检查

卵巢癌的主要影像学检查方法包括超声检查(经阴道/经腹超声)、CT 扫描、MRI 扫描等,可以明确肿瘤形态、侵犯范围等,有助于定性诊断;如怀疑有邻近器官受侵和远处转移,可相应行胃肠造影检查、静脉尿路造影检查和胸部 CT 检查等。综合应用上述影像学检查方法,可实现对卵巢癌的术前临床分期、术后随诊观察和治疗后疗效监测。

3.细胞学和组织病理学检查

大多数卵巢恶性肿瘤合并腹腔积液或胸腔积液,行腹腔积液或胸腔积液细胞学检查可发现癌细胞。

组织病理学是诊断的金标准。对于临床高度疑为晚期卵巢癌的患者,腹腔镜探查活检术不但可以获得组织标本,而且还可以观察腹盆腔内肿瘤转移分布的情况,评价是否可能实现满意减瘤手术。

4. 胃肠镜检查

在盆腔肿块患者中需排除胃肠道原发肿瘤卵巢转移者，尤其是相对年轻，血清 CA19-9、CEA 升高显著的患者需行胃肠镜检查，排除胃肠道转移性肿瘤。

5. 腹腔镜检查

作为一种微创性手术，对于部分盆腔包块、腹腔积液患者需排除盆腔炎性包块或结核性腹膜炎时，可行腹腔镜探查活检，避免不必要的剖腹手术。腹盆腔探查还可用于判断能否实现满意的减瘤手术，这部分内容详见治疗部分。

(四) 鉴别诊断

临床上发现盆腔包块时，需与以下疾病相鉴别：

1. 子宫内膜异位症

子宫内膜异位症可形成盆腔包块伴血清 CA125 升高。但此病常见于生育期女性，可有继发性或渐进性痛经、不孕等，血 CA125 多为轻中度升高，查体可伴有盆底、骶韧带触痛性结节。

2. 盆腔炎性包块

盆腔炎症可形成囊实性包块或实性包块，与卵巢癌相似，多伴有血 CA125 上升。盆腔炎性包块患者往往有人工流产术、上环、取环、产后感染或盆腔炎等病史。临床主要表现为发热、下腹痛等，双合诊检查触痛明显，抗炎治疗有效后包块缩小，CA125 下降。

3. 卵巢良性肿瘤

良性肿瘤常发生于单侧，活动度较好，表面光滑，包膜完整。患者一般状况较好，CA125 正常或仅轻度升高。影像学多表现为壁光滑的囊性包块或实性包块，一般无明显腹盆腔积液。

4. 盆腹腔结核

患者常有结核病史和不孕病史，可有消瘦、低热、盗汗等症状。腹膜结核合并腹腔积液时，可合并 CA125 升高。有时临床难以鉴别，腹腔积液细胞学检查未能查到恶性肿瘤细胞，难以明确诊断时，可考虑腹腔镜探查明确诊断。

5. 卵巢转移性癌

消化道、乳腺原发肿瘤等可转移至卵巢。卵巢转移性肿瘤常表现为双侧实性包块或囊实性包块。胃癌卵巢转移瘤也称为库肯勃瘤。鉴别诊断主要是通过临床病史、影像学、病理及免疫组织化学染色来鉴别。

(五)治疗

手术和化疗是卵巢恶性肿瘤治疗的主要手段。极少数患者可经单纯手术而治愈，但绝大部分患者均需手术联合化疗等综合治疗。

1. 手术治疗

手术在卵巢恶性肿瘤的初始治疗中有重要意义，手术目的包括切除肿瘤、明确诊断、准确分期、判断预后和指导治疗。

卵巢癌的初次手术包括全面的分期手术及肿瘤细胞减灭术。临床判断为早期的患者应实施全面分期手术，明确最终的分期。

临床判断为中晚期的患者应行肿瘤细胞减灭术。腹腔镜在晚期卵巢癌方面的应用主要在于明确诊断，协助判断能否满意减瘤。

2.化疗

化疗是卵巢上皮癌治疗的主要手段，在卵巢癌的辅助治疗、复发治疗中占有重要的地位。

（1）一线化疗：经全面分期手术后确定为Ⅰa期或Ⅰb期/低级别浆液性癌或G1子宫内膜样癌患者术后可观察，Ⅰa期或Ⅰb期/G2的子宫内膜样癌患者术后可观察也可化疗。其余患者都应接受辅助化疗，Ⅰ期患者推荐3~6个周期化疗，Ⅱ~Ⅳ期患者推荐6个周期化疗，对于满意减瘤的Ⅱ~Ⅲ期患者可考虑选择腹腔化疗。

一线化疗包括术后辅助化疗和新辅助化疗。新辅助化疗以紫杉醇联合卡铂为首选，也有研究探讨抗血管药物如贝伐珠单抗在新辅助治疗中的应用，疗效尚待确定，需要注意的是术前4~6周需停止贝伐珠单抗的应用。术后辅助化疗方案为紫杉类和铂类的联合化疗，2017年多柔比星脂质体联合卡铂可作为一线治疗方案之一。

（2）二线化疗：卵巢癌复发后或一线化疗中进展者采用二线化疗。末次化疗至复发的时间间隔是影响二线治疗效果的主要因素。据此将复发肿瘤分成两类：①铂耐药复发，肿瘤在铂类为基础的一线治疗中无效（铂类难治型），或化疗有效但无化疗间隔<6个月复发者（铂耐药型）；②铂敏感复发，肿瘤在铂类为基础的一线化疗中有效，无化疗间隔≥6个月复发者。

对于铂敏感复发的病例，首先判断是否适合再次减瘤术，不适合手术或者再次减瘤术后仍需接受含铂的联合化疗。

对于铂耐药的病例，再次化疗效果较差，治疗目的应更多考虑患者的生活质量，延长生存期。应鼓励耐药复发患者参与临床

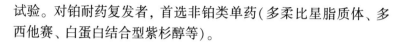

试验。对铂耐药复发者，首选非铂类单药(多柔比星脂质体、多西他赛、白蛋白结合型紫杉醇等)。

3. 靶向治疗

(1)二磷酸腺苷核糖多聚酶(PARP)抑制剂：目前已经在欧美国家上市的 PARP 抑制剂主要有奥拉帕利、尼拉帕尼和卢卡帕尼。

(2)抗血管生成药物：贝伐珠单抗作为抗血管生成药物之一，在卵巢癌的一线治疗、铂敏感复发、铂耐药复发的治疗中均有价值。贝伐珠单抗在化疗期间和化疗同步应用，如有效，在化疗结束后单药维持治疗。无论在一线治疗还是复发治疗中，与单纯化疗相比，化疗联合贝伐珠单抗有助于延长患者的无进展生存期(PFS)。贝伐珠单抗使用中的不良反应有高血压、蛋白尿等，经对症处理临床可控，但是应关注其消化道穿孔等严重不良反应，用药前消化道穿孔风险较高(肠道受累、合并肿瘤导致的肠梗阻等)的患者不推荐使用贝伐珠单抗。

4. 免疫治疗

免疫治疗在多种实体肿瘤中显示出了良好的效果，主要涉及免疫检查点抑制剂(PD1/PD-L1)、肿瘤疫苗、过继性细胞免疫治疗等方面。免疫治疗为卵巢癌的治疗开辟了新的方向。

5. 放疗

目前放疗仅用于部分复发卵巢癌的姑息治疗。对于肿瘤局限，如仅有腹膜后或纵隔淋巴结转移，但手术难以切除，且化疗效果不佳，可考虑调强放射治疗。

6. 激素治疗

对于无法耐受化疗或化疗无效的复发患者，可考虑激素治疗，药物包括他莫昔芬、芳香化酶抑制剂（来曲唑、阿那曲唑等）、高效孕激素及促性腺激素释放激素类似物等，总体有效率大约为 10%。

7. 中医中药治疗

中医的治疗作用可贯穿于卵巢癌患者各个治疗阶段，有助于加快术后机体的恢复、增强放化疗疗效、减少不良反应、延长生存期、提高生存质量。脏腑虚弱、冲任督带功能失调是卵巢癌发病的首要病因病机，调理冲任，扶正祛邪为主要治疗原则。

（六）预后

由于难以早期诊断以及对于耐药复发卵巢上皮癌缺乏有效的治疗，卵巢上皮癌的总体预后较差。卵巢上皮癌一线铂类联合紫杉类化疗的有效率达 80% 以上，其中一半以上达到肿瘤完全缓解，但即使达到完全缓解的患者仍有 50%~70% 复发，平均复发时间为 16~18 个月。Ⅰ期患者的 5 年生存率可达 90%，Ⅱ期患者的 5 年生存率约为 80%，Ⅲ/Ⅳ期患者的 5 年生存率仅为 30%~40%，多数患者死于肿瘤复发耐药。卵巢恶性生殖细胞肿瘤的 5 年存活率早期可达 96%，晚期及复发患者约为 60%。90% 的复发发生在术后 2 年内，但复发后治疗效果仍较好。

影响卵巢恶性肿瘤患者预后的因素包括年龄、肿瘤的分期、肿瘤的组织学类型、分化程度、肿瘤细胞减灭术后残留病灶的大小等。

术后必知的五点住院期间护理

1.麻醉苏醒

麻醉方式大致可分为全身麻醉和硬膜外麻醉。

如果患者为全身麻醉，复苏后推回病房尚未清醒前应有人陪护，注意保暖，防止意外发生。可以去掉枕头平卧 6 个小时，头偏向一侧，以防止呕吐物、分泌物呛入气管，引起吸入性肺炎或窒息。硬膜外麻醉的患者，可平卧 6 个小时，在麻醉清醒、血压平稳后改为半卧位，这样可以有利于呼吸，减少肺不张的发生，同时也有利于腹腔血液和炎性渗出物的引流，还有利于腹壁肌肉的放松，降低伤口的张力，减少疼痛。

2.各类导管护理

在手术后，一般患者体内至少留置两根引流管，一根为尿管，另一根为腹腔引流管。尿管引流尿液，便于统计出入水量，为医护人员科学管理术后入量提供依据，腹腔引流管会将腹腔内的液体引流至引流袋。还有的患者有胃管、腹腔化疗管等，家属在看护时要注意固定，保持畅通，防止脱落。

3.伤口观察

注意观察患者的伤口有无渗血、渗液（可以观察切口表面覆盖的敷料的潮湿程度），如果发现有渗漏，要及时通知医生换药，以防感染。

使用腹带时松紧度要适宜，注意观察引流管的通畅，如果有异常要及时通知医护人员，以便及时发现盆腔内出血。

4.疼痛护理

适当使用镇痛药，引导患者客观表达痛觉感受。过度使用镇痛药会导致排气延迟。通常，医生会在术后给予患者止痛泵，湖南省肿瘤医院的镇痛泵是自动脉冲式地释放镇痛药。

家属要经常询问患者的疼痛感受，告知患者不要忍痛，在给予止痛药后，止痛药发挥作用需要时间，在此期间家属也要做好患者的宽慰工作、分散患者注意力，通过改变体位等措施促进有效通气、解除腹胀等措施缓解疼痛。

5.后勤

一般情况下，手术进行当天需要禁食，等待肠蠕动恢复，肛门排气后，可以从流质食物过渡到半流质食物，一切顺利的情况下再恢复普通食物。

保持尿管畅通，每周更换 1~2 次集尿袋，尿管妥善固定在床边，下床时将尿管固定在裤子的一侧，位置低于耻骨联合水平。

鼓励患者在床上翻身、抬臀，以促进胃肠蠕动并预防压疮，如没有其他特殊情况，一般术后第一天要求床上活动；第二天拔除止痛泵后，患者可在家属协助下尝试床边坐或床边活动；第三天后根据患者恢复情况逐渐增加活动量。

出院后护理

患者出院是件值得高兴的事情，但家属在以后的照护过程中要做到以下 3 点：

1.日常后勤

合理安排患者饮食，保证进食高蛋白(鸡蛋、瘦肉、鱼虾)、低脂肪(少煎炸)、富含纤维素(新鲜瓜果)的食物,有利于伤口愈合。

嘱咐并帮助患者保持会阴处清洁。

2. 特殊情况的观察

出院后如果有尿频或突发性尿血或大便伴脓血,下腹坠痛时要随时于医院检查。

3. 定期随访

因为卵巢癌的易复发性,故定期随访非常重要。

手术最初 3 个月内要每个月随访 1 次,随后患者要每 3 个月检查 1 次直至第 2 年,2 年后每 6 个月检查 1 次直至第 5 年,再之后每年检查 1 次。

 ## 6 随访期间,就诊前的准备

卵巢癌患者在接受手术、化疗后,还要定期到医院来进行随访复查。在随访期间,就诊前要做些什么准备呢?

(1)记住随访时间:一般来说,每次随访复诊结束时,医生会告知下一次来就诊的时间。

(2)准备好复查时需要携带的资料:手术资料包括手术记录、术后病理等;化疗资料包括历次化疗使用的药物、用药的时间、化疗后的不良反应;检查资料包括既往的 CT、MRI、B 超、血常规和肿瘤标志物等检查报告。

第五章

宫颈癌

宫颈癌的"蛛丝马迹"

宫颈癌是发展中国家最为常见的癌症之一，中国的宫颈癌发病率高居世界第 2 位。近几年宫颈癌的发病率正呈低龄化趋势，20~40 岁的女性患病率均有逐渐上升的趋势。性生活过早，性伴侣过多的妇女患宫颈癌的概率比婚后成年女性要高 4 倍。早期宫颈癌治疗后的 5 年生存率可高达 80%~90%。

现今已有明确的证据表明宫颈癌的发生和发展都与 HPV 病毒尤其是高危型 HPV 病毒的持续感染状态密切相关。为此，我们建议性生活过早或性伴侣过多的女性应该定期去医院接受妇科检查，及早发现 HPV 感染以及其引起的细胞学异常。

警惕宫颈癌早期的"蛛丝马迹"。

一般而言，宫颈癌从癌前病变发展到中晚期宫颈癌，一般有8~10 年的时间。在这段并不算短的时间里，每一次妇科检查都可能是发现肿瘤和治疗肿瘤的绝好机会。

宫颈癌的早期发现可以分成两部分。一是通过防癌知识的普及和宫颈癌的早期信号发现。大多数非常早期的宫颈癌患者可能没有症状或者症状较轻，但随着病情的进展，会逐渐出现各种症状：这些症状常常表现为接触性出血，经常发生在性生活、妇科检查以及便后出血。二是阴道排液。患者常诉阴道排液增多，呈白色或血性，稀薄如水样或米汤样，有腥臭味。所以一旦发现类似症状，应立即就医，争取最佳的治疗时机。

宫颈癌的筛查手段——HPV和细胞学涂片。

90%已婚有性生活的女性有各种亚型的HPV感染，大部分女性由于自身的免疫状态较好，HPV会转阴。小部分高危型HPV持续感染的女性因为身体免疫力下降，会引起宫颈细胞学的异常，继而进展到宫颈癌。HPV检测是从宫颈口刷取少量细胞通过分子生物学的方法检测是否有HPV感染并区分亚型是属于高危型还是低危型。宫颈细胞学涂片是指从子宫颈部取少量细胞置于玻璃片上，然后在显微镜下观察其是否存在异常情况。通过这种检查手段，就可以方便地检测到子宫颈细胞早期微小的变化。目前，由于这种检查手段操作简单、成本低廉，准确率高，所需要的细胞量少，已经成为筛查宫颈癌前期病变和早期发现宫颈癌最主要的方法。

配偶生殖器上留有包皮垢，其妻子患宫颈癌的概率要比一般人高。特别是包皮过长的男性生殖器上最容易藏留包皮垢。为此，作为专家在此建议，已婚妇女每年应该定期接受宫颈涂片的检查。如检查后发现有可疑癌细胞，可以通过宫颈活体检查、阴道镜检查等，起到早发现早治疗的效果，减少病死率。

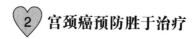

2 宫颈癌预防胜于治疗

宫颈癌是常见的妇科恶性肿瘤之一，发病率在女性恶性肿瘤中居第二位，仅次于乳腺癌。我国每年宫颈癌的新发病例数超过13万，每年约有5万人死于宫颈癌，占女性癌症病死率的第1位。

　　宫颈癌多发于35~60岁的已婚多产妇女。然而，近几年来发病年龄层次逐渐向年轻妇女转移。持续性高危型人乳头状瘤病毒（HPV）感染是宫颈癌的主要致病原因，性生活过早、多性伴侣、免疫功能低下、多产、大量吸烟酗酒等为宫颈癌的高危因素。宫颈癌常见症状包括性交后出血、白带增多、白带有恶臭，但其早期往往无明显症状。

　　宫颈癌是由癌前病变逐步发展形成的，从癌前病变发展到宫颈癌需要8~10年的时间，只要患者细心观察，就有充足的时间去发现癌前病变，癌前病变是可以治疗的，而且预后较好，还能为未生育患者保留生育功能。从这个角度看，宫颈癌并不可怕，它是一种可预防、可治愈的疾病。

　　虽然现代医学有很多先进的治疗手段，但对于恶性肿瘤的治疗效果仍不尽如人意，宫颈癌最重要的还是预防，早发现，早诊断和早治疗。宫颈癌防治的关键在于：育龄妇女应该注意经期卫生，避免过早性生活，提高防范意识，洁身自好，杜绝性生活混乱；定期进行妇科检查，每年应做HPV检测和宫颈细胞学检查1次，以便及时发现和治疗宫颈癌前病变，终止其向宫颈癌发展。宫颈病变的治疗方法有多种，针对患者的病变程度、年龄及生育要求，医生可对患者进行药物治疗和手术治疗。

❤ 3 宫颈癌治疗方式选择

　　宫颈癌的治疗方法较为成熟，无论是手术治疗还是放疗均达到了较好的疗效。但明确诊断后应首先考虑制订最佳的治疗方案，方案的制订除了依据其临床分期外，还与患者的一般情况、病灶范围以及合并症等密切相关。

手术治疗一般局限于Ⅱa期以前的病例，由于淋巴脉管转移是宫颈癌的主要转移途径，因此术式多采用广泛性子宫切除加盆腔淋巴结清扫术，这其中包括一部分采取了术前放疗(多为腔内放疗)的患者。但对于个别仅侵犯部分膀胱或直肠的Ⅳa期患者，可考虑行包括部分膀胱的前半盆腔脏器切除或部分直肠的后半盆腔脏器切除，但由于手术难度及创伤均大，故术后感染等术后并发症亦多，且能否提高患者生存率及生活质量尚无定论，因此临床上开展得较少。

放射治疗在宫颈癌的治疗上有举足轻重的地位，尤其针对宫颈鳞癌，适应于其各个期别，对于不能手术或年龄大而不适合手术或存在轻度合并症的患者都可考虑，并且对于一些非常晚期的宫颈癌，包括骨转移患者，姑息放疗可缓解疼痛，改善症状并延长生存期。

过去一直认为宫颈癌属于化疗相对无效的肿瘤，但近年来由于晚期病例的增加，某些欠规范治疗带来的未控、复发、转移病例的出现，使人们对这些晚期、高危、可能会丧失行根治性手术或放疗机会的难治病例的全身化疗进行了较广泛地探索，主要针对下列几种情况：①晚期宫颈癌，盆腔局部或者远处有转移；②宫颈癌根治性放疗与全身化疗序贯进行；③配合放疗的增敏化疗，一般多取全身静脉用药或是动脉介入化疗，临床上所获得的经验和疗效是令人鼓舞的。

总的来说，对于晚期的宫颈癌，我们应采取的是综合治疗的措施，在权衡患者各方面的情况后采取合理有效的方法，最大限度地提高患者的生存率和生存质量。

4 宫颈糜烂会致癌吗?

总会被很多患者包括身边的朋友问到一个问题:"检查结果说我有'宫颈糜烂',宫颈糜烂会引发宫颈癌吗?"

(1)什么是宫颈糜烂?

宫颈是子宫的外露部分,医生通过窥阴器肉眼即可看见,而宫颈糜烂是原先在宫颈外面的鳞状上皮被宫颈管内黏膜的单层柱状上皮所替代,也就是鳞状细胞和柱状细胞交界处的移行带外移。这是由于女性体内激素变化引起的一种生理改变,并非病变。生理性的改变主要由雌激素引起,女性来月经后,雌激素水平升高,宫颈柱状上皮细胞朝外发展,而柱状上皮很薄,下面的血管和间质清晰可见,外观呈红色颗粒状,看上去就像组织糜烂一样,等到周期性的雌激素水平下降,鳞柱交接部的移行带移回宫颈管,就看不到所谓的宫颈糜烂了。我国多年前一直沿用"宫颈糜烂"这个名称,将其分为轻、中、重三度,而随着医学的发展,现在已经认识到我们肉眼所见的所谓糜烂大多只是宫颈柱状上皮异位,属于宫颈生理变化,与女性激素的分泌有关,特别是在生育年龄妇女中极为常见,绝大多数情况无须治疗。

(2)生理性宫颈糜烂≠宫颈癌前病变。

值得一提的是,现在有些机构为了谋利,故意误导妇女,特别是还有很多的虚假医疗广告,将"生理性宫颈糜烂"与"宫颈癌前病变"混淆,通过对宫颈的过度治疗来谋取利益。当然,有些医生的思想认知也并未完全转变,仍对"生理性宫颈糜烂"进行积极的物理治疗,如激光、LEEP 术等,而过度的治疗对女性患者而言不仅是经济上的损失,而且易造成颈管黏连,经血潴留,宫颈机能不全导致继发性流产的损害等并发症。

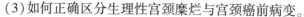

（3）如何正确区分生理性宫颈糜烂与宫颈癌前病变。

值得注意的是，有一部分宫颈糜烂样变是病理性的，如慢性宫颈炎、宫颈上皮内瘤变等。病理性的宫颈糜烂样变是需要针对不同病因进行治疗的，如果不及时治疗，有发展成宫颈癌的可能。那么，我们到底该如何正确区别"生理性宫颈糜烂"与"宫颈癌前病变"呢？其实，宫颈检查主要是看宫颈是否会有早期的病变，而不是看宫颈糜烂与否，医生会通过宫颈细胞学初筛检查和HPV检查，必要时结合阴道镜检进行病理学检查，以得出比较确切的诊断。在此提醒大家，切不可不经检查仅仅看见所谓的糜烂就去做宫颈治疗，这样反而容易掩盖可能存在的宫颈病变，是非常不安全的。希望大家走出误区，正确认知"宫颈糜烂"。

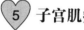 **子宫肌瘤会癌变吗？**

妇科肿瘤门诊有时可见到这样一些患者，她们在防癌普查中发现有子宫肌瘤便慌忙来就诊。有的认为子宫肌瘤就是"癌瘤"，所以，一听说子宫上长了瘤就非常紧张，精神压力很大。其实，子宫肌瘤并不可怕，它是女性盆腔中最多见的一种良性肿瘤，恶变率很低。子宫肌瘤也是激素依赖性的疾病，部分肌瘤可以随着激素的撤退和时间的推移而消退，所以并不是所有的子宫肌瘤一经诊断就要进行手术治疗。

子宫肌瘤可因其生长的部位不同而有不同的名称，如肌壁间肌瘤、浆膜下肌瘤、黏膜下肌瘤。子宫肌瘤如果发生肉瘤变性，瘤体突然发展较快，生长迅速，或伴有不规则阴道流血，则有恶变的可能。大多数子宫肌瘤患者并无症状，仅部分患者较早出现症状。当然，患者所表现的症状不一定与肌瘤的大小成比例，而与肌瘤生长部位有密切的关系。例如，黏膜下肌瘤可较早发现不规则阴道出血；浆膜下肌瘤则可长得很大而无症状；而肌壁间肌瘤如瘤体较大时可有月经过多，往往伴有血块，月经持续时间延长，间隔时间缩短。患者可在偶然情况下发现腹部肿块，如肌瘤在子宫体前壁生长，且体积较大时，可压迫膀胱，患者可出现尿频、尿急的症状。肌瘤在一般情况下不发生疼痛，但在浆膜下带蒂的肌瘤发生蒂扭转时，可发生急性腹部绞痛。子宫肌瘤除了可导致患者出现上述症状外，还可引起不孕。因为子宫肌瘤可改变宫腔形态及肿瘤本身可作为异物妨碍孕卵着床，影响精子运动。所以，不少患者在子宫肌瘤被摘除后又可受孕。

　　如确诊为子宫肌瘤也不要惊慌，对于无症状、瘤体不大的患者可每3~6个月到医院复查1次。若年龄在40岁以上，出血量不多，行诊刮检查后无恶性病变者，也可每3~6个月复查1次。因子宫肌瘤是性激素依赖的肿瘤，对于无症状，围绝经期，可期待绝经后肌瘤将会逐渐萎缩，至于药物治疗，包括激素疗法和中药治疗等，但绝无各种广告所说的灵丹妙药，手术治疗主要适应证为以下几点：①月经增多引起贫血；②症状明显，如月经不调、流血多至严重贫血，各种压迫症状较重等；③黏膜下肌瘤，浆膜下肌瘤或位于阔韧带内的肿瘤与卵巢等肿瘤难以鉴别；④高度怀疑肌瘤有复发性甚至变坏及恶变者；⑤患者出现腹痛；⑥肌瘤引起继发性不孕。

第六章

结直肠癌

 结直肠癌早期报警信号

大肠，是消化道的"终点站"，食物由口腔经过食道、胃等消化器官消化吸收以后，在大肠形成粪便并定时排出体外。所以，大肠癌的早期症状就是大便的改变，具体表现在排便的规律和性状发生了改变。在正常的情况下，每个人的排便都有一定的规律性，或每天1次，或隔日1次，各人不一。得了直肠癌以后，这种规律的大便习惯发生了改变：或便秘，大便3~4天1次，或腹泻，每日4~5次甚至更多，或便秘、腹泻交替出现；或解便后有便意未尽，排便不畅感觉。许多人对便秘后发生腹泻不够重视，认为积粪太多，现在到"清仓"的时候。甚至还以为"可能受了凉，所以才腹泻"。其实，便秘和腹泻交替出现，正是直肠癌向主人发出的一个十分重要的信号。

结直肠癌的预后与早期诊断密切相关，多数早期癌可以治愈，内镜是早期诊断的主要手段。肠镜检查，这是目前早期诊断大肠癌的最有效手段。肠镜筛查的主要目标人群报警信号包括所有血便、黑便、贫血、体重减轻的人群。我国结直肠癌指南中的高危风险人群：①大便隐血试验阳性；②一级亲属有结直肠癌病史；③既往有大肠腺瘤病史；④本人有癌症史；⑤有大便习惯的改变；⑥符合以下任意两项者：慢性腹泻，慢性便秘，黏液血便，慢性阑尾炎或阑尾切除史，慢性胆囊炎或胆囊切除史，长期精神压抑。一般风险人群筛查为 50~74 岁的无结直肠癌报警症状人群。一旦发现早期肿瘤及息肉等癌前病变应立即进行手术治疗，将肿瘤扼杀于摇篮中。发现一例早癌，拯救一个家庭。

 2　结直肠癌临床表现

结直肠癌是胃肠道中常见的恶性肿瘤，早期症状不明显，随着癌肿的增大而表现为排便习惯改变、便血、腹泻、腹泻与便秘交替、局部腹痛等症状，晚期则表现为贫血、体重减轻等全身症状。

血便为结肠癌的主要症状，也是直肠癌最先出现和最常见的症状。由于癌肿所在部位不同，故出血量和性状各不相同。息肉型大肠癌患者可出现右下腹部局限性腹痛和腹泻，粪便呈稀水样、脓血样或果酱样，大便隐血试验多为阳性。随着癌肿的增大，在腹部的相应部位可以摸到肿块。狭窄型大肠癌容易引起肠梗阻，出现腹痛、腹胀、腹泻或腹泻与便秘交替。粪便呈脓血便或血便。溃疡型大肠癌患者可出现腹痛、腹泻、血便或脓血便，并易引起肠腔狭窄和梗阻，一旦发生完全性梗阻，则腹痛加剧，并可出现腹胀、恶心、呕吐，全身情况急剧变化。肿瘤晚期：由于持续性小量血便可引起贫血；长期进行性贫血、营养不良和局部溃烂、感染毒素吸收所引起的中毒症状，导致患者消瘦、精神萎靡、全身无力和恶病质；由于急性穿孔可引起急性腹膜炎；肝脏肿大、腹腔积液、颈部淋巴结肿大及锁骨上窝淋巴结肿大，常提示为肿瘤晚期并发生转移。

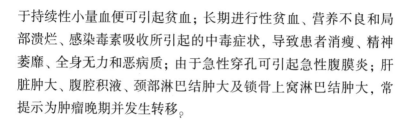 **3 结直肠癌诊断**

结直肠癌应该做到早期诊断。对于近期出现排便习惯改变或血便的患者应不失时机地进行直肠指诊、实验室检查及内镜检查等。

1. 直肠指诊检查

直肠指诊检查是诊断直肠癌最简单而又非常重要的检查方法，它不仅可以发现肿物，而且可以确定肿块的部位、大小、形态，以及切除肿块的手术方式和预后，许多直肠癌患者常因为没有及时做此项检查而被误诊为痔疮、肠炎等，以致长期延误治疗。

2. 实验室检查

血常规、生化全项（肝功能、肾功能、血清铁）、大便常规、大便隐血试验等检查，有助于了解患者有无缺铁性贫血、肝肾功能等基本情况。血肿瘤标志物癌胚抗原（CEA）检测有助于肿瘤的诊断。在大肠癌患者中，CEA 水平高并不表示存在远处转移；有少数转移瘤患者，CEA 并不增高。癌胚抗原（CEA）被认为与恶性肿瘤有关，但对大肠癌无特异性，可以作为诊断的辅助手段之一，由于癌肿切除后血清 CEA 逐渐下降，当有复发时会再次增高，因此可以用来判断结直肠癌的预后或有无复发。大便隐血试验是一种简单易行的早期诊断的初筛方法，它虽然没有特异性，对待持续、反复大便隐血试验阳性而又无原因可寻者，常警惕有结肠癌的可能性，尤其对右半结肠癌更为重要。

3.内镜检查

结肠镜检查是将纤维结肠镜伸入结肠起始部位回盲部，检查结肠和直肠肠腔，并在检查过程中进行活检和治疗。结肠镜检查比钡剂灌肠 X 射线更准确，尤其对结肠小息肉，通过结肠镜摘除并行病理学确诊。良性息肉摘除可预防其转变为结直肠癌，癌性息肉有助于明确诊断和治疗。

4.活体组织检查和脱落细胞学检查

活体组织检查对大肠癌，尤其是早期癌和息肉癌变的确诊以及对病变进行鉴别诊断有决定性意义，可明确肿瘤的性质、组织学类型及恶性程度、判断预后和指导临床治疗。脱落细胞学检查准确性高，取材繁琐，不易获得满意的标本，临床应用少。

 4 结直肠癌的治疗

一、结直肠癌的手术治疗

人们常说的大肠主要就是结肠和直肠，大肠癌主要包括结肠癌和直肠癌。大肠癌在我国的发病率有增高的趋势，仅次于胃癌、肝癌、食管癌。成年人多见。与其他消化道癌肿比较，生长比较慢，转移也比较晚。大肠癌约一半发生在直肠，其次为乙状结肠、盲肠、升结肠、降结肠及横结肠(发病率依次减少)。发病原因与结肠腺瘤、息肉病、慢性炎症性病变有一定关系。与饮食结构亦有关联，主要是致癌的物质如非饱和多环烃类物质的增多，以及在结肠滞留过久，与黏膜接触的机会较多有关，与少纤维、高脂肪饮食有关。此外少数有家族性，可能与遗传因子有关。

随着医疗水平的不断提高，癌症并不像人们想象的那样可怕。目前手术治疗是大肠癌最有效的治疗手段。

1. 结肠癌

(1)右半结肠切除术适用于治疗阑尾、盲肠、结肠肝区、升结肠的恶性肿瘤，包括回肠末端10~15 cm，升结肠及横结肠右半部。切除后将回肠同横结肠吻合。

(2)左半结肠切除术适用于治疗左侧结肠癌，切除范围包括横结肠左半部、降结肠及部分乙状结肠。切除后将横结肠同乙状结肠吻合。

(3)横结肠切除术适用于横结肠中部癌，切除范围包括横结肠。切除后将升结肠同降结肠吻合。

(4)乙状结肠切除术适用于乙状结肠中下段癌，切除范围为乙状结肠，切除后将降结肠同直肠吻合。

2. 直肠癌

(1)局部切除术，经肛门局部切除或者骶骨后径路局部切除术，适用于早期瘤体小、局限于黏膜层或黏膜下层、分化程度高的直肠癌。

(2)经腹直肠前切除吻合术(Dixon术)，即切除肿瘤肠段后行乙状结肠直肠吻合术，适用于直肠中上段癌，近来，由于吻合器的应用，部分直肠下段恶性肿瘤也有机会行该术式。

（3）经腹会阴联合直肠癌切除术（Miles 术），即切除乙状结肠远端、全部直肠、挖除肛门，左下腹永久乙状结肠造瘘，适用于直肠下段及肛管癌。

（4）经腹直肠癌切除、乙状结肠造口、直肠远端关闭术（Hartmann 术），适用于因身体情况不能耐受 Miles 术或暂不适宜行 Dixon 术的患者。

（5）随着外科手术理念的改变及手术技术的发展，仍存在其他的手术方式，如全直肠系膜切除术（TME）、括约肌间切除术（ISR）等。

3.肠癌术后饮食

（1）富含维生素 A、维生素 C、维生素 E、维生素 K、叶酸的食物，如新鲜蔬菜、水果、动物肝脏等。

（2）富含微量元素，如香菇、海带、紫菜、蛋黄、南瓜、大白菜、动物的肝肾、人参、枸杞、山药、灵芝等，它们所含有的硒、钼等矿物质具有抗癌作用。

（3）食管癌患者术后因食欲差，进食困难，多吃易于消化吸收的脂类、甜食，如蜂蜜、蔗糖、植物油、奶油等。

（4）富含蛋白质的食物：如瘦肉、蛋类、豆类、奶类可补充各种必需氨基酸，保持体内氨基酸的平衡可抑制癌症的发展。

二、结直肠癌的放射治疗

大肠癌的治疗，主要指的是直肠癌的放射治疗。直肠癌是中度放射敏感的肿瘤，目前使用较多的是手术与放射治疗相结合的综合治疗。

1.术后放疗

直肠癌患者手术后是否给予放射治疗，应根据手术所见及术后病理分期情况而定。如手术过程中局部病变较晚，肿瘤已侵及深肌层或穿透肠壁或病变部位与盆腔组织及器官有癌性黏连、肠壁或盆腔有淋巴结转移等，都应给予术后放疗。

2.术后放、化综合治疗

术后放疗能提高局部控制率，而术后放、化综合治疗则有提高局部控制率和生存率的作用。对分期为 T_3、T_4 和淋巴结阳性的患者，术后应常规辅助放疗和 5-Fu 为主的方案化疗。

3.术前放疗

术前放疗可提高肿瘤的切除率。由于放疗可以使肿瘤退缩，使原来无法切除的肿瘤得以切除。术前放疗亦可以减少局部复发及提高治愈率。一般放疗与手术的间隔时间为 4~6 周，因为此时肿瘤已充分缩小，而正常组织得以恢复，可以缩小手术范围，降低手术并发症。

4.术前放疗 + 保肛手术

在确保治愈的情况下，保留括约肌功能(保肛)对提高患者的生活质量有非常重要的意义。一般低位直肠癌通过术前放疗能使肿瘤缩小达到切除病变、保留肛门的目的。当然通过术前放疗后是否能保肛，要根据放疗结束后局部病变能否降期来判断是否有保留肛门的指征。术前放疗加保肛手术复发的病例，50%的可以经外科手术而补救。

术前放疗联合术后放疗，术前以放疗和化疗为主的综合治疗也在临床应用中。

5. 单纯放疗

对于无法耐受手术或手术无法切除的大肠癌患者，控制局部症状的最好办法是放射治疗。

(1)直肠癌的根治性放疗，对于坚决拒绝手术的患者或有手术禁忌的患者，可以给予根治性放疗。

(2)局部复发：对于无法再次手术的，一般采用姑息性放射治疗。

(3)转移：对于肺转移的孤立病灶亦可放疗，脑转移患者可给予全脑放疗，骨转移患者亦可以给予姑息止痛放疗。

三、结直肠癌的内科治疗

1. 结直肠癌的化疗

(1)术后辅助化疗原则主要有以下几点：

①Ⅱ期结直肠癌，术后不推荐进行辅助化疗。

②Ⅲ期结直肠癌，术后应进行常规辅助化疗。

③对于Ⅱ期结直肠癌患者，目前只对有复发风险的患者进行辅助化疗。在对患者进行风险评估时，应告诉患者有关预后的信息。

④对不能耐受联合化疗的患者，可以考虑口服氟尿嘧啶类药物。但必须清醒地看待这类口服药物的临床实际价值，不应盲目使用。

⑤关于辅助化疗周期的问题，尚无定论，一般认为不少于 6 个周期。

（2）晚期及转移性结直肠癌化疗：

①对于能耐受强烈治疗的患者，一线治疗采用一线化疗方案（如 FOLFOX 方案、FOLFIRI 方案、5-Fu/叶酸方案、CAPOX 方案），在此基础上可联合分子靶向药物如贝伐单抗和西妥昔单抗，而二线、三线方案可在一线化疗方案基础上根据患者既往用药情况加以调整组合，可以交叉、序贯使用上述药物。

②若患者不能耐受强烈治疗，一线治疗采用卡培他滨、5-Fu/叶酸±贝伐单抗。视患者的功能状态决定下一步治疗：如果功能状态提高考虑行二线治疗；如果功能状态不良，采取最佳支持治疗。

③5-Fu 应持续静脉滴注，FOLFOX 方案优于静脉滴注的 5-Fu/叶酸/伊立替康（IFL）方案，目前不主张推荐，如果要使用该方案，应该与贝伐单抗联合。

④目前的资料表明，如果使用贝伐单抗在一线治疗中出现肿瘤进展，在二线或三线治疗方案中将不再继续使用。使用贝伐单抗有增加出血的风险，老年患者有增加中风的风险。西妥昔单抗与含伊立替康方案联合是含伊立替康方案治疗失败的适应证，西妥昔单抗单药也是不能耐受伊立替康治疗的适应证。

⑤对于晚期及转移性结直肠癌，化疗应该持续至患者毒性不能耐受或拒绝肿瘤进展。

（3）结直肠癌新辅助化疗：结直肠癌新辅助化疗的目的主要是减少肿瘤负荷，降低术前分期，减少肿瘤与周围组织的黏连，提高手术切除率。由于结直肠癌存在血行播散，淋巴结可跳跃式转移，术前化疗有可能消除转移，减少复发，并减少手术造成的医源性转移种植。另一个重要的目的就是利用可以评价的肿瘤，进行一次体内药敏试验，为术后辅助化疗方案的确定提供依据。由于结直肠癌常侵犯周围重要脏器，因此局部晚期结、直肠术前理应化疗。

新辅助化疗的实施，应选用上述治疗晚期及转移性结直肠癌较为成功、见效快或疗效高的方案，注意选择对心脏、肝脏、肾脏及骨髓造血功能影响较小的药物，化疗1~3个周期，不耽误手术时机。而对结、直肠癌肝转移的患者，新辅助化疗可能使原来无法手术切除的转移灶变得可以通过手术切除，明显提高生存期。

(4)结、直肠癌的时辰化疗：即根据正常细胞及癌细胞的"生物钟"调控机制不同，正常组织细胞、肿瘤组织细胞药物代谢的生物节律不同，避开正常细胞分裂活跃的时期，并在癌细胞分裂活跃的时期给予化疗药的时辰给药方式可能减少对正常细胞的毒副作用，提高疗效，提高生存质量，提高生存率。

结、直肠癌的时辰化疗可选用上述所有的方案，利用计算机程控的多通道输液泵在不同时间给予不同药物。关于结、直肠癌的时辰化疗目前还在进一步研究当中，是否能推广应用还需更多病例证实。

2.结、直肠癌的靶向治疗

靶向治疗是以肿瘤细胞过度表达的某些标志性分子为靶点，选择针对性的阻断剂，能有效地干预受该标志性分子调控并与肿瘤发生密切相关的信号传导通路，从而达到抑制肿瘤生长、进展及转移的效果。靶向治疗有选择性地杀伤肿瘤细胞，成为治疗肿瘤的一个新途径。其中表皮生长因子受体(EGFR)和血管内皮生长因子受体(VEGF)是目前最为主要的靶点。有多种药物均是针对此靶点,且在结、直肠癌的临床试验或临床应用中取得很好的疗效,应用前景非常乐观。目前,分子靶向药物主要在晚期和转移性的结、直肠癌患者中使用,但是随着研究的深入,相信在不远的将来,分子靶向药物可能也会在术前新辅助治疗和术后辅助治疗中起重要作用。

3. 结、直肠癌的其他内科治疗

基因治疗目前应用于临床尚不成熟,P16 抑癌基因和 P53 抑癌基因的转染治疗在临床前试验中显示了一定的疗效,但离临床使用还有相当长的路程要走。而免疫治疗往往成为"理论的巨人,行动的矮子",大多数免疫制剂如白介素、干扰素、肿瘤坏死因子等在结、直肠癌的临床治疗上收效甚微,但是随着肿瘤疫苗开发研制的兴起,人们也看到了希望。中医药治疗在改善结、直肠癌患者的生活质量、减轻化疗不良反应方面起到了一定作用。

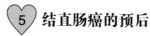

5 结直肠癌的预后

结肠癌是常见的消化系统恶性肿瘤,以 45 岁左右人群发病率最高,患病男多于女。病理类型主要为腺癌、黏液腺癌、未分化癌。其预后与很多因素有关,早期结直肠癌患者术后的 5 年生存率可以达到 95% 以上。而中晚期结直肠癌患者无法治愈,其死亡原因主要为肿瘤对机体造成破坏、多脏器功能衰竭、肠梗阻、肠道穿孔、出血、感染等。

1. 预后决定因素众多

患者的年龄、性别、病程、肿瘤的部位/大小/浸润程度、转移与否、手术方式、术后并发症出现的大小及多少、肿瘤的病理类型、术后辅助治疗、患者的全身状况等都对预后均有不同程度的影响。影响结直肠癌的预后因素可以概括为生物学因素和临床因素。

2. 生物学因素

(1)癌胚抗原：癌胚抗原值是影响患者预后的独立因素。在B期、C期患者中，复发的可能性与术前CEA浓度有关，CEA的含量与肿瘤分化程度成反比。

(2)DNA异倍体：癌细胞的恶性程度取决于癌细胞DNA含量、异倍体的构成、增殖及染色体的畸变等不同程度的改变。肿瘤分化越差，分期越高，异倍体含量越高，则相应预后越差。

(3)其他：如YKL-40，其血清水平升高提示患者预后不良；P-糖蛋白阳性患者手术后生存率高于P-糖蛋白阴性者。

3. 临床因素

(1)年龄：一般年龄越小的大肠癌患者相对预后越差，同时年轻患者的临床症状不明显，分化较差的黏液腺癌较多。

(2)性别：男性预后相对较女性差。

(3)发病部位：一般距肛门越远相对预后愈好。不少研究发现结肠癌的预后比直肠癌好，在有淋巴结转移的Dukes' C期患者中，结肠癌预后明显优于直肠癌。直肠癌的预后也与病灶位置关系密切。

(4)病程：一般无症状患者的预后相对优于有症状者。

(5)肿瘤的直径：肿瘤直径越大，则预后相对越差。肿瘤直径、肿瘤的浸润固定、外侵均可影响预后。

(6)围手术期输血：一般认为输血可以降低患者的免疫力、增加术后感染及并发症的发生率。围手术期输血，可能会增加术后复发的危险，其原因可能是输血有抑制免疫的作用。输血对于局部复发的影响要比对远处转移的影响大。

(7)肿瘤的病理类型：肿瘤的病理类型是影响患者预后的极显著因素。一般认为黏液癌和低分化癌，相对预后差。但对于那些病期较早的黏液腺癌，无淋巴结转移及局部广泛浸润者，与分化较好癌的预后差不多，5年生存率可达80%以上。

(8)肿瘤的根治程度：肿瘤的根治程度是影响患者预后非常显著的独立因素。

(9)肿瘤的临床分期：在众多因素中，肿瘤的分期是影响患者生存的最主要因素。分期越早预后相对越好，病期越晚则预后越差。

综上所述，大肠癌预后与很多因素有关，主要受到生物学因素和临床因素的影响，大肠癌是常见的消化系统恶性肿瘤，早期发现，正确治疗，有可能治愈；中晚期患者也可以通过治疗适当延长生存期。

 相关护理知识及健康宣教

一、护理措施

1.心理护理

大多数结肠癌患者年龄偏大，体质较弱，再加上患者对结肠癌手术的担心，往往存在悲观、恐惧、焦虑的心理障碍。因此，护理人员应与患者及家属加强沟通，介绍结肠癌的相关医学知识，帮助患者正确认识疾病，缓解不良情绪，使患者树立战胜疾病的信心，积极配合手术治疗。

2. 肠道准备护理

术前应给予患者高蛋白、高热量、富含维生素、少渣饮食，术前2~3天进流食，术前一天禁食，经静脉输液补充营养。在手术前晚清洁灌肠，清洁标准以肛门排出清水样便为止。术前晚12时后，完全禁食、禁水。

3. 疼痛护理

结肠癌患者术后会产生不同程度的疼痛。术前应向患者讲解术后可能出现的疼痛，让患者做好心理准备。术后给予患者心理关怀，分散其注意力，如看书、看电影、听音乐等。

4. 饮食护理

术后禁食3~4日，给予静脉营养支持。待排气后，可逐渐过渡到流食、半流食、软食、普食，应循序渐进，少食多餐。

5. 引流管护理

妥善固定引流管，保持引流管通畅，避免受压、折叠。密切观察引流液的性质、颜色和量等。一旦出现异常情况，应及时向报告医生。

6. 并发症护理

（1）出血：观察造口有无血液渗出，如有渗血现象应该及时通知医生。

（2）伤口感染：结肠癌术中易感染，术后要注意体温变化，以便及时发现有无切口感染。

（3）吻合口瘘：加强术后观察和护理，严密观察患者有无腹痛、腹膜炎、腹腔脓肿等吻合口瘘的症状和体征。

7. 造口护理

结直肠癌肠造口术改变了正常的排便方式，对患者的心理和社会生活影响巨大。如何对结直肠癌造口术后进行护理呢？

（1）沐浴：通常，患者造口处皮肤愈合后就能洗澡。沐浴时最好使用无香精的中性沐浴液，洗净后，擦干造口处皮肤换上新的造口袋即可。

（2）造口出血：可外敷云南白药，尽量避免用干纸擦拭造口黏膜，必要时可用水洗。

术后造口周围皮肤病多为粪便外溢刺激局部皮肤，或是周围皮肤与造口袋接触后过敏所致。表现为局部皮肤皮疹、溃疡和红肿等。此时应彻底清洁造口周围皮肤，外敷氧化锌软膏或如意金黄散等，也可使用凡士林纱布覆盖造口处皮肤。同时正确使用造口袋，避免排泄物外漏等。

8. 放化疗的护理

密切观察患者放化疗后的反应，对于严重呕吐、腹泻者应遵医嘱予以水、电解质补充，定期复查血常规等。及时向医生报告病情变化。

二、健康宣教

（1）保持心情舒畅，避免不良精神因素的刺激。

（2）改变不良的饮食结构和饮食习惯，提倡高蛋白、富含维生素、高热量饮食，切忌辛辣、刺激食品。

（3）术后1~3个月勿参加重体力劳动。

（4）养成定时排便的习惯。避免久坐。

（5）术后坚持化疗，定期门诊复查。

（6）若出现腹痛、血便等情况，应及时就诊。

（7）定期进行纤维肠镜检查。

 7 其他介绍

结直肠癌是结肠或直肠内的细胞异常生长所形成的癌症。原发在结肠部位的癌细胞称为结肠癌，原发在直肠部位的癌细胞称为直肠癌；两者都受影响则称为结直肠癌。结直肠癌是目前全球普遍可见的消化系统癌症，近年来发病率不断上升。

结直肠癌在任何年龄均可发病，但大多数患者年龄在40岁以上。结直肠癌也是目前最可预防的肿瘤之一。它通常起源于结肠或直肠上皮的非癌性新生物"息肉"。如果通过筛查，早期发现并摘除，就能阻止它变成肿瘤。医学界认为，如果及早发现，肠癌是最易治愈的癌症。

1.结肠直肠癌的病因

结肠直肠癌的发生与基因、饮食、家族史、吸烟、饮酒等因素有关，现代人的饮食多偏向"低纤高脂"，以致结直肠癌成为人类主要死因之一。

2.结直肠癌饮食预防

值得一提的是，预防结肠直癌应注意饮食，医学界一般认为，常吃多脂肪、少纤维饮食者，罹患结直肠癌的概率较高。研究显示，某些地区的人们在膳食方面偏重蔬菜、果类等含丰富纤维的食物，肠癌患者较其他地区的人们为低。

 8 几个科普知识分享

1. 为什么直肠癌容易误诊?

据有关资料统计，直肠癌的误诊率为30%，这必须引起医务人员的高度重视，造成误诊的原因是多方面的：直肠癌最容易被误诊为内痔出血、息肉出血、细菌性痢疾、阿米巴痢疾、直肠炎症等，有70%的患者在确诊为直肠癌以前，曾接受肠炎、痔核治疗，40%的患者曾接受过痔疮手术治疗，这些数据是很惊人的。直肠癌的误诊率如此之高，主要是对30岁以下的直肠癌患者警惕性不够，仅限于部分检查结果，或检查到"痔"就不再做进一步检查，对直肠内发生的癌前病变，如息肉、溃疡等未能及时治疗，而发展成癌症。特别要提醒的是，这些疾病中，因没有进行直肠指诊以致漏诊、误诊的不少。直肠指诊是诊断直肠癌最重要的方法，80%以上的直肠癌均可以在直肠指诊时触及。

误诊的另一个重要原因，即对青壮年有便血、大便习惯改变、贫血、食欲不振警惕性不够，青壮年大肠癌往往表现为恶性程度高、病程发展快、区域性淋巴结转移明显等特点，预后不良。所以一旦误诊，将会给患者带来极其严重的后果。

2. 几种易癌变的肠息肉

瘤型息肉：这是肠息肉中最常见的一种癌前病变，往往伴有上皮异常增生，根据病情可分为轻度、中度、重度不典型增生。

家族性息肉病：此类属少见的家族遗传性疾病，好发于 20~30 岁年轻人。有的患者在肠黏膜上可出现 100 个以上腺瘤性息肉，有高度肠癌倾向，这类息肉的癌变率为 4.6%~82.8%。一旦确诊，需将结肠全部切除，以防发生癌变。

幼年性息肉病：该病患者发生胃癌、肠癌的危险性较高，有时还伴有结构不良，癌变倾向明显。

肠息肉属常见的肠道疾病，是肠黏膜表面向肠腔突出的隆起性病变，症状表现为大便周围带血和便后出血。如果是炎性增生息肉，其病理性质为良性，如果肠息肉伴不典型增生，很容易发生癌变。

3. 莫把直肠癌当痔疮

没有医学常识的人对于便血抱有不同的心态。最常见的心态有两种：一是漠视；二是恐惧。因为没有正确的认识，致使一部分患者耽误了治疗，造成无法弥补的严重后果。

引起便血最常见的原因有两类：一是痔疮；二是肿瘤（直肠癌、直肠腺瘤）。

人们常说的痔疮其本质是直肠静脉丛的血管扩张，主要是以便血及痔核脱出肛门引起患者注意。痔疮发病率高，大部分人没有严重的后果，民间的治疗方法五花八门，治疗不当可能引起肛门狭窄，有的还可能导致癌变。直肠癌早期的症状与痔疮基本相似，不做检查很容易造成误诊，因为癌症生长迅速，有转移的习性，治疗方法也完全不同，一旦误诊后果是可想而知的。

鉴于以上原因，作为患者只要有便血症状，首先要考虑到正规的医院进行检查，只要是有经验的外科医生做肛门指诊很容易对这两种疾病作出正确诊断。如果肛门指诊摸不到肿物而指套上又粘有血迹或是大便呈果酱样则很可能是肿瘤，必须进一步做肠镜确诊。只有明确了诊断才可能得到最好的疗效。

值得患者注意的是，痔疮的治疗应遵循以下 3 个原则：①无症状或者症状不严重的痔无须治疗，不能"见痔就治"；②有症状的痔无需根治；③以非手术治疗方法为主。

换言之，在痔的初期或无症状静止期的痔，只需增加纤维性饮食，改变不良的大便习惯，保持大便通畅，注意会阴部卫生，往往能得到缓解。对于一部分大便后痔核脱出肛门外症状较严重的患者可使用抗生素，采取便后坐浴，坐浴后自行用手将痔核还纳入肛门的办法缓解症状。特别值得一提的是，不要轻易作局部硬化剂注射及不规范的手术治疗，以免造成肛门狭窄。对于确定为直肠癌的患者则要抱积极的态度争取尽早接受以手术为主的综合治疗，不要抱任何别的幻想。

虽说痔疮发生癌变的可能性极小，但如果痔核长期脱出，局部反复感染便会引起痔疮。因此患者首先要注意改变不良饮食习惯，不要饮酒，不要吃刺激性强的食物，保持大便通畅。其次要注意会阴部卫生，不要久坐，尽量减少痔核脱出。如果有肝硬化及肝炎也要同时治疗。

4. 警惕阑尾炎与大肠癌共存

自 1906 年有专家认为急性阑尾炎与右半结肠癌有关联以来，不少文献讨论了急性阑尾炎与大肠癌的关系，提出两者的临床相关性。甚至有人建议把急性阑尾炎当成大肠癌的一个临床征象。

阑尾炎为何会与大肠癌共存呢？原因是：①大肠癌的存在使胃肠机能紊乱，使阑尾肌肉、血管反应性痉挛，导致阑尾组织缺血缺氧性坏死。②阑尾腔部分梗阻：肿瘤生长时，阑尾淋巴滤泡反应性增生，盲肠及升结肠肿块的直接浸润和腔内种植均可造成阑尾腔堵塞。③大肠癌干扰机体免疫系统，使细菌容易在阑尾腔内生长、繁殖。④结肠肿瘤周围区域的炎症扩散累及阑尾。⑤肿瘤生长使阑尾血液及淋巴循环受阻。⑥结肠癌扩张性生长导致结肠肠腔变窄，出现不完全性梗阻，使肠腔近端压力升高，影响阑尾正常排空，使阑尾腔内容物淤积，细菌进一步生长繁殖导致急性阑尾炎。

尽管对急性阑尾炎和大肠癌共存的相关性还有人质疑，但在中老年患者中，两者的联系已经得到证实。但遗憾的是，大肠癌被误诊为急性阑尾炎或大肠癌与急性阑尾炎共存而漏诊大肠癌的情况仍属常见。

为避免误诊、漏诊，对所有急性阑尾炎患者均应考虑有大肠癌共存的可能，尤其是40岁以上者。于术前急性阑尾炎征象不典型或近期表现为阑尾脓肿，经抗炎治疗肿块不能完全消失或一度消失后又复发，以及术前诊断为急性阑尾炎，而术中却发现阑尾正常的患者，均应仔细探查回肠末段、盲肠及盲肠以远的全部大肠及其系膜有无肿物。对于有慢性阑尾炎表现，又不能排除有大肠癌共存者，应先行钡剂灌肠或纤维结肠镜等检查明确诊断，不要盲目切除阑尾了事。阑尾炎手术后均应定期门诊随访，其大便隐血试验要列为首查项目，并结合钡剂灌肠、纤维结肠镜、气钡结肠双重对比造影、CT 等检查，以做出有无大肠癌的诊断。此外，对于术后仍有不明原因的腹痛、低热、贫血、稀便或肠鸣音亢进等不完全性肠梗阻表现者，尤其是腹部扪及肿块或伤口不愈合、有瘘道形成者，都应考虑有大肠癌的可能性。

5. 健康饮食能防结肠癌

有关结肠癌病例资料分析表明：患者入院时已是癌变中晚期，且伴有肝、肺等多器官转移，而此类患者早期就诊率仅为5%。分析还显示，结肠癌男性发病多于女性，40岁以上的男性患病比例最高。

据专家介绍，结肠癌多以腹泻、便秘、腹痛、腹胀、脓血便等为首发症状。一经发现，绝不能掉以轻心，应尽早求医，以便早期切除。另外，曾有过肿瘤病史、结肠腺瘤和息肉、大肠癌家族遗传倾向，或有过阑尾炎手术史和精神创伤者，均可视为危险人群，应当定期进行健康检查，以防患于未然。

专家指出，许多人的饮食结构不合理，嗜食烧烤、油炸食品，经常饮用烈性酒，三餐不规律或暴饮暴食，易导致消化道疾病。要想远离结肠癌和其他各种消化道肿瘤，一定要养成良好的饮食习惯，讲究低蛋白、低脂肪，多吃粗纤维蔬菜、五谷杂粮和新鲜水果，如大豆、玉米、芹菜、香菜、葡萄和苹果等。同时要坚持锻炼身体，增强机体免疫力。适量服用维生素 D 和钙类药物，这对预防结肠癌均有积极的作用。

第七章

儿童肿瘤

 相关癌症早期报警信号

近年来，小儿恶性肿瘤的发病率逐渐上升。且男性多于女性，男女之比为 1.68：1；尤其恶性淋巴瘤、胚胎瘤、肝细胞癌、胃肠道腺癌有明显的性别倾向，多见于男性。年龄分布呈递降型曲线。42.9%在 3 岁以内发病；其中肾母细胞瘤、恶性淋巴瘤、神经母细胞瘤分居前三位。小儿恶性肿瘤的好发组织，集中在造血系统、中枢神经系统和交感神经系统、软组织、骨和肾脏。

儿童肿瘤起病急，发展快，因此家长应在日常生活中仔细观察孩子有无异常情况，以便早期发现。以下情况的早期识别有助于早期发现癌症：

（1）鼻咽肿瘤：突然睡觉打鼾。

（2）视网膜肿瘤：视物不清，视力下降，瞳孔变白色。

（3）肾脏肿瘤：小便呈红色，腹部包块，腹痛。

（4）生殖器肿瘤、横纹肌肉瘤等：睾丸肿大。

（5）淋巴瘤：体表淋巴结肿大，颈部、腋窝、腹股沟淋巴结肿大。

（6）血液肿瘤：发热、脸色苍白、身体有瘀斑、刷牙流血。

（7）脑瘤：男孩乳房发育、喉结突出、阴茎变粗。

此外，肿瘤标志物的检测对肿瘤的早期诊断和疗效随访起着重要作用。小儿因其生理和病理特点，肿瘤重量与体重之比大于成人，某些肿瘤标志物的诊断阳性率明显高于成人，检测更具临床意义。近年，随着有关学科的发展，肿瘤标志物的研究进展较快。目前常用于临床疗效监测的标志物有甲胎蛋白（AFP）、NSE、LDH、癌胚抗原（CEA）等。临床上一旦发现此类标志物数值上升，即需进一步检查，明确诊断后给予应有的治疗。

 相关癌的诊断

小儿恶性肿瘤能否治愈除取决于肿瘤的自身特性外，主要还取决于能否获得早期诊断和及时的规范治疗。对于小儿肿瘤的误解很多。首先是认为肿瘤是老年病，小儿不会得恶性瘤。第二是认为肿瘤治愈不过再活三年五载，小儿治了也活不到成人。事实上部分小儿恶性肿瘤的治愈率比成人恶性肿瘤高得多。因此，早期诊断对患儿的预后至关重要。

小儿恶性肿瘤诊断的"金标准"是活检后行病理检查。不同的瘤种亦有相应的检查手段：如小儿白血病可通过骨髓穿刺抽取骨髓进行细胞检查以明确诊断。

3 相关癌的治疗

随着儿童肿瘤诊断和治疗水平的提高，其总治愈率可达70%以上。早期发现在儿童肿瘤的治疗中非常重要。经规范化治疗，约2/3的儿童恶性肿瘤可以治愈。

对小儿恶性肿瘤的治疗方案，特别要考虑到既要挽救生命，又要保护正常生长和发育的能力。不管是早期还是晚期，都应该始终抱有积极、乐观的态度，运用各种方法进行综合治疗，力求治愈而不求姑息，其疗效肯定逐步提高、存活率不断上升。

儿童恶性实体肿瘤的主要治疗方法是手术、化疗和放疗等。早期的肿瘤可进行单纯手术切除。对晚期肿瘤常需要术前化疗、手术切除、术后化疗、术后放疗等综合治疗，才能避免复发，取得更好的疗效。经过规范治疗的患儿可以获得很长的无瘤生存期，长大后能和健康的同龄孩子一样，正常地生活、学习和工作。儿童血液系统恶性肿瘤的主要治疗方法是化疗，通过造血干细胞移植有望治愈。

 ## 4 相关癌的预后

儿童肿瘤一般预后较好，由于儿童身体耐药性低、化疗敏感性较强，其肿瘤的治愈率很高，几乎有2/3的肿瘤可以治愈，而且一旦治愈，复发概率很低。

不同的瘤种预后也存在差异。如甲状腺癌、阴道横纹肌肉瘤、睾丸胚胎癌等恶性肿瘤因易切除、转移较迟和屏障作用等原因而预后较好，而肝脏和骨组织的恶性肿瘤则预后较差。随着恶性肿瘤诊治技术和观念的不断更新，小儿恶性实体肿瘤的生存率逐年上升。近十年来，由于综合治疗方案的不断完善，使5年生存率已经从 20 世纪 70 年代的 33.6%上升到现在的 43.7%，疗效在不断提高。

 5 相关癌的注意事项

小儿肿瘤生长速度是很快的。如婴幼儿较常见的各种错构瘤，其呈恶性样向周围组织快速浸润增长，但从不发生转移；有的可能自然消退，血管瘤就具有此种特性。大部分恶性实体肿瘤多因在短时间内迅速长大的无痛性肿块而被注意，但其前期症状多不明显，临床上几乎很少有明显的贫血和消瘦，直至较晚时期才突然出现恶病质。

很多肿瘤在早期即可侵袭或转移至邻近组织或淋巴结，或经血运转移至肺、骨骼或脑。但神经母细胞瘤有 2%~5%的病例可能转化成熟，转变为良性的神经节细胞瘤。而畸胎瘤虽大多属于良性，但 15%可为恶性。有些肿瘤呈其他畸形，如肾母细胞瘤伴无虹膜症、单侧肢体肥大，骶尾部畸胎瘤合并腭裂、脊柱畸形等。

此外，儿童淋巴瘤不仅可侵犯淋巴结，而且还可侵犯皮肤，常常被误诊为皮肤病而延误治疗，应该引起广大父母的重视。

 6 相关检查、建议、治疗知识

70%的儿童恶性肿瘤在 3 岁以前发病，大部分儿童肿瘤是由先天因素引起的。

儿童肿瘤与父母家族遗传因素密切相关。肾母细胞瘤、视网膜母细胞瘤都有相关家族遗传病例。其次，流行病学调查发现，父母长期接触某些化学物质如油漆、石油产品、溶剂、农药等，尤其是母亲在妊娠期接触化学物质和物理因子如电磁、离子辐射，会使正在发育的胎儿受到损伤，使孩子发生恶性肿瘤的危险增加，如神经系统肿瘤、横纹肌肉瘤、肝母细胞瘤、视网膜母细胞瘤等均与父母的职业有关。另外，孕期服用某些药物，尤其是激素类药物也与儿童肿瘤的发生有关。这些原因可以使胎儿细胞的染色体携带致病基因或发生基因突变，在某些因素的作用下发生恶性肿瘤。

特别提醒那些刚刚有了宝宝的妈妈们，孩子在出生后1年内，建议半年检查1次。在给宝宝洗澡时，注意观察有无身体各部位的肿块或肿大淋巴结。当儿童出现不明原因的发热、贫血、腹胀、消瘦，以及不明原因的出血（皮肤出血点或瘀斑，尿血、便血）、疼痛、视力障碍等，可能是肿瘤引起的症状，应到有儿童肿瘤专科的医院就诊，以免延误最佳治疗时机。

 7 相关癌的护理知识

1.营养均衡很重要

研究表明，儿童中，尤其是偏食、挑食的儿童中，摄入维生素A、维生素E、维生素C及β-胡萝卜素等不足，对某些微量元素如硒、锌等的摄取也很欠缺。这样，就会使儿童智力发育迟滞，也使得癌症的发病率上升。因这类维生素及微量元素已被现代科学研究证明具有良好的抗癌防癌作用。

法国科学家的一项调查表明：测定癌症组和对照组儿童血中维生素A、维生素E、β-胡萝卜素水平最低的儿童，发生癌症的危险性增加1~3倍；血清硒和锌的水平最低的儿童发生癌症的危险性增加29%~94%。与低水平血清胡萝卜素有关的癌症有白血病、淋巴瘤、中枢神经系统肿瘤、骨肿瘤和肾肿瘤等。与低水平血清维生素A、硒和锌有关的癌有白血病等。与非癌症儿童相比，淋巴瘤、骨肿瘤和肾肿瘤儿童患者的维生素A、维生素E水平均较低。脑肿瘤儿童的维生素 E 水平亦较低。

专家们认为，营养缺乏，可导致机体防御机制损害。当儿童摄入这些具有抗氧化反应的营养素不足时，致使"自由基"在机体内过多积累，而这些"自由基"很不稳定，且活性高，具有很强的杀伤力，能攻击细胞和脱氧核糖核酸，还能使基因突变，致畸致癌。这就是为什么营养失衡易患癌症的道理。

饮食不合理是不可避免的癌症发生原因。据专家估计，30%以上的癌症与个人不良的生活习惯有关，主要包括吸烟、饮酒、污染、性行为、辐射等，其中 60% 的女性癌症和 40% 的男性癌症与饮食不当有关。多数人不了解肥胖与癌症的关系。实际上，超重和肥胖与乳腺癌、结直肠癌等有关，蔬菜和水果摄入不足与结直肠癌、胃癌、乳腺癌及食管癌等有关。

为此，应特别注意培养青少年良好的饮食习惯。每天至少吃 5 份水果和蔬菜，尤其是富含维生素 C 的水果；少饮酒及尽量少吃熏、腌、烤的食物，多吃一些防癌食品，如玉米、地瓜、南瓜、萝卜、蘑菇、芦笋、苦瓜、大蒜、海带、大枣、山楂等。

2. 积极锻炼、避免肥胖

适当的体力活动以维持合适的体重，保持每周至少有 5 次运动，每次 30 分钟以上，这样才能降低患癌症的风险。

3. 注射疫苗

中国疾病预防控制中心公布信息：全世界有 1/5 的癌症是由慢性感染引起的，如人乳头状瘤病毒引起宫颈癌和乙肝病毒引起肝癌。而乙肝疫苗不仅可以降低肝炎的发病率，而且还可以减少肝癌的发生。每年大约有 60 万人死于肝炎，其中大多数是在儿童期感染乙肝病毒而到成年期死于肝肿瘤。年龄越小，越容易感染乙肝病毒，新生儿一旦感染，有 70%～90% 的机会成为慢性病毒携带者。

为此，家长应及时带孩子接种乙肝疫苗，切断乙肝病毒的母婴传播。乙肝疫苗的第 1 针于新生儿出生后 24 小时内完成；第 2 针于 1 个月内完成；第 3 针在满 6 个月到 8 个月完成。

4. 减少紫外线对皮肤的伤害

紫外线可以引起皮肤恶性黑色素瘤及其他类型的皮肤瘤，而紫外线的主要来源就是日光。幼年时期接受强烈紫外线时间越长，成年时期发生恶性黑色素瘤的概率就越高。

为此，家长应该指导儿童不要在强烈阳光下活动，同时注意用衬衫、太阳镜和帽子遮盖皮肤，三伏天上午 10 时到下午 4 时之间尽量不要外出。

第八章

淋巴瘤

 淋巴结肿大的常见原因

很多感觉自己"淋巴结肿大"的朋友第一反应就以为自己得了淋巴瘤，其实，淋巴系统是人体的哨兵，当人体受到外敌入侵，如感染细菌、病毒等，哨兵们就会启动防御反应，召集大批军队以剿灭外敌，这个硝烟四起的战场从外部看就表现为淋巴结的肿大。所以说淋巴结肿大可能是机体一种正常的反应。

在临床上，淋巴瘤的首发症状多为浅表淋巴结肿大，且超过50%的淋巴结肿大首发部位在颈部。应当注意的是，一些炎症也可以引起淋巴结的肿大。

淋巴结肿大的常见原因主要包括以下几种类型：

1. 炎症

急性者有红、肿、热的特点，起病快，抗炎后肿块消退。慢性者病程长，无压痛，常位于下颌下区。

2.结核

可原发和继发于腹腔的结核病灶,病程长,肿大的淋巴结呈串状,质中等,可活动,无压痛,可相互黏连成团,呈干酪样坏死,溃破则形成瘘管。

3.转移性恶性肿瘤

原发灶多位于头颈部,肿块逐渐增大,质硬,活动度差,无压痛,多为单侧。

4.恶性淋巴瘤

非霍奇金淋巴瘤,无痛性肿块,进行性增大,质硬,活动度差。霍奇金淋巴瘤,多为双侧性,有发热,肝脾大,消瘦乏力。

5.艾滋病

病程长,淋巴结逐渐增大,常有腹股沟淋巴结肿大,发热,消瘦,乏力和白细胞减少。

临床医生一般通过淋巴结的大小、质地和形状进行综合判断淋巴结肿大的原因。正常淋巴结一般较小,而直径大于 1.5 cm,则需要考虑恶变的可能。正常淋巴结质地柔软,如果淋巴结的质地如触摸鼻尖或者额头,那么就属于质地坚韧或坚硬,需要考虑恶变可能。超声检查时,正常淋巴结形状是偏心靶环状,而恶变的淋巴结常表现为低回声实心圆形。总的来说,由炎症引起的淋巴结肿块通常相对柔软、按压有痛感;而淋巴瘤患者的淋巴结肿大则表现为"不痛不痒"、表面光滑、质感坚韧,这时需要及时就医,寻求帮助。

淋巴瘤常见的误诊原因

淋巴瘤是起源于淋巴造血系统的恶性肿瘤，主要表现为无痛性淋巴结肿大，肝脾肿大，全身各组织器官均可受累，伴发热、盗汗、消瘦、瘙痒等全身症状。其根据瘤细胞可分为霍奇金淋巴瘤和非霍奇金淋巴瘤两大类。但因其临床表现复杂多样，常常容易被误诊。常见的误诊原因主要包括以下几点：

（1）发病部位广泛：恶性淋巴瘤主要发生于淋巴结内（62%～86%），但仍有 10%～15% 首发于淋巴结外。发生部位极其广泛，多无固定性，诊断较为困难。有学者统计 200 例结外型原发性淋巴瘤，其发病部位多达 10 余处，除较为常见的鼻腔、胃肠、皮肤等部位外，还有中枢、眼睑、舌根、乳腺、睾丸、腮腺、颈椎、气管、足背等部位，实属罕见。此类恶性淋巴瘤，临床很难识别，只有在获得病理证实后方可确诊。

（2）临床表现复杂多样：恶性淋巴瘤由于发病部位广泛，临床分型繁杂，导致症状体征复杂多样，而且大部分临床表现为其他疾病所共有，缺乏特异性，给诊断和鉴别诊断带来困难，易造成误诊和漏诊。

（3）辅助检查受到限制：淋巴结活检是淋巴瘤确诊的最重要手段之一。肿瘤发生于浅表淋巴结者取材比较容易，但因早期局部淋巴结病变不典型，有部分患者需反复做淋巴结活检才可确诊。淋巴瘤很容易被误诊为淋巴结核、淋巴结炎或反应性增生。发生于中枢神经系统、消化系统、呼吸系统、泌尿生殖系统的恶性淋巴瘤，活检取材比较困难，而传统的影像学检查常易发生误诊。据报道，胃肠 X 线造影检查常将淋巴瘤误诊为胃癌或胃溃疡，误诊率达 73.8%。骨髓检查对诊断淋巴瘤也很重要，但早期病例阳性率不高。

（4）疾病原因：由于原发胃肠道的恶性淋巴瘤部位隐匿以及早期无任何特异症状，病变来源于黏膜下组织，很少出现肠腔狭窄梗阻症状，又因肿瘤部位炎症、水肿，经服激素类药物后腹痛等临床表现可暂时缓解，或伴其他较复杂的疾病，而使部分患者被延误。

综上所述，恶性淋巴瘤早期确诊对预后有重要意义。因此，注意其临床表现的复杂多样性，尽早地进行病理组织活检，使淋巴瘤患者得到早期诊断和早期合理的治疗，提高生存率。

3 淋巴瘤的流行病学特点

淋巴瘤为我国第八大常见肿瘤，我国每年新发淋巴瘤患者约8.4万人，死亡人数超过4.7万人，目前淋巴瘤患者以每年5%的速度逐年增多。根据国家癌症中心公布的数据，2014年我国淋巴瘤的确诊发病率为5.94/10万，2015年预计发病率为6.89/10万。我国淋巴瘤的发病率男性明显多于女性[男女之比为(1~2)∶1]，男女发病率均明显低于欧美和日本。淋巴瘤可发生于各个年龄阶段，20~40岁多见。

我国淋巴瘤以非霍奇金淋巴瘤占绝大多数：数十年来，华南、华东等较发达地区一直为我国淋巴瘤高发地区，接近新加坡、韩国、日本等发达国家水平。我国霍奇金淋巴瘤患者的发病率明显低于欧美国家，占淋巴瘤的8%~11%，而后者占25%。欧美国家霍奇金淋巴瘤（HL）发病年龄呈双峰：第一个发病高峰年龄在15~30岁，第二个高峰在55岁以上。

非霍奇金淋巴瘤：大多数以无痛性颈部及锁骨上淋巴结肿大为首发表现，并常有结外系统的侵犯。消化道是淋巴瘤结外侵犯最常见的部位，非霍奇金淋巴瘤（NHL）约占全部结外侵犯的40%，HL占结外侵犯的4%~20%，其中又以胃最多见，小肠及大肠次之。现 NHL 病变主要发生在淋巴结、脾脏、胸腺等淋巴器官，也可发生在淋巴结外的淋巴组织和器官的淋巴造血系统的恶性肿瘤。依据细胞来源将其分为 3 种基本类型：B 细胞 NHL、T 细胞 NHL 和 NK/T 细胞 NHL。临床大多数 NHL 为 B 细胞型，占总数的 70%~85%。

霍奇金淋巴瘤：多以颈部或锁骨上无痛性淋巴结肿大起病（60%~80%），可有压迫症状如纵隔淋巴结肿大、腹膜后淋巴结肿大，肝脾肿大少（10%）。90% 以上 HL 侵犯淋巴结，仅有 9% 发生结外侵犯（晚期侵犯骨髓、肝脏等器官）。经典霍奇金淋巴瘤可分为 4 种组织学类型：淋巴细胞为主型、结节硬化型、混合细胞型和淋巴细胞耗竭型。我国最常见的为混合细胞型。各型之间可以互相转化。混合细胞型在欧美国家占 15%~30%，不同年龄均可发病。结节硬化型在发达国家最常见，多见于年轻人及青少年，女性略多。淋巴细胞为主型约占 6%，平均年龄较大，男性多见。淋巴细胞耗竭型少见，约占 1%，多见于老年人及人类免疫缺陷病毒（HIV）感染者。

4 淋巴瘤的随访

随访对淋巴瘤患者非常重要，因为淋巴瘤易复发，就算治疗达到完全缓解，肿块完全消退，B 超、CT、核磁共振均检测不到肿瘤，也不等于体内没有肿瘤细胞。一般来说，体内刚刚测不到肿瘤时，实际上可能还有 10^6 个遗留肿瘤细胞。这就是为什么完全缓解以后需要再巩固治疗 2 个周期，如果马上停止治疗，肿瘤很快就会长出来。

1. 意义

(1)继续指导患者治疗，包括美罗华免疫维持治疗，增强机体免疫功能的西药、中药等。

（2）及时发现可能的复发，早期复发、早期处理、早期干预，患者仍然有治愈机会。如果等到复发太晚，那处理起来就比较棘手。

（3）及时对患者的心理进行疏导、干预、调整，即对心情的调整，心情的调适，生活规律的指导。

2. 随访时间

（1）侵袭性淋巴瘤：治疗结束后的前 2 年，每 3 个月复查 1 次，以后每 6 个月复查 1 次至 5 年；此后每年复查 1 次维持终生。

（2）惰性淋巴瘤：随访时间越长，则复发风险越高，故建议每 3~6 个月复查 1 次，维持终生。

（3）伯基特淋巴瘤：在治疗后第 1 年复发风险极高，建议每 2 个月复查 1 次，1 年后复发风险极低，可每 3~6 个月复查 1 次至 2 年；此后每年复查 1 次，维持终生。

 淋巴瘤的预防及早期确诊

目前淋巴瘤的发病原因还不是很清楚，因此很难预防。但某些类型的淋巴瘤可能与细菌及病毒感染相关。因此，我们应该养成良好的生活习惯，定期体检，早期发现病变，早期治疗。平时生活中，应做到以下几点：①改变不良习惯，减少炎症。对人体来说，循环系统和淋巴系统相互依赖，当血液通过血管在人体周围循环时，带来营养、水和蛋白质的细胞液就会自然析出并进入组织，开始收集细菌、死亡或受损的细胞等废物，净化人体内的环境。反之，一旦循环速度减慢，就会形成炎症，身体周围的组织就会发炎，并产生痛感。为了保持淋巴系统的正常运作，需要我们及时补充身体所必需的营养素，如维生素、矿物质、电解质和抗氧化剂等，而健康的饮食、适当的锻炼、不吸烟的好习惯、保证充足的睡眠，以及为自己及时减压等，也都是减少炎症、改善血液循环的关键。②良好的饮食习惯。生活中应尽量避免劣质食品，少吃外卖烧烤等食品，如精炼植物油加工的食品，含有化学毒素的食物等；同时也要积极补充能起到抗氧化作用的健康食品，如花椰菜、卷心菜等绿色蔬菜。③适量运动，保持身体健康。研究表明，当人体处于运动状态时，淋巴系统将处于最佳的工作状态，能保证营养物质及时到达细胞。反之，当人体缺乏运动的时候，那么身体将会感到僵硬、疼痛，也更容易生病。因此保持适当的锻炼，哪怕只是简单的步行或者是慢走，都能帮助淋巴系统进行健康运转，提高身体的免疫力。

淋巴瘤的临床表现无特殊，但如果没有原因出现长期的发热、盗汗、体重减轻或突然出现无痛性淋巴结肿大等，则应该尽早到医院就诊，以便早期发现及诊断淋巴瘤。

 淋巴瘤的治疗和预后

淋巴瘤是少数可以通过放化疗治愈的恶性肿瘤，大多数霍奇金淋巴瘤的 5 年生存率可达到 90%左右。然而，非霍奇金淋巴瘤亚型众多，每一种亚型往往又具有独特的临床及病理特征，所采取的治疗策略与预后也大不相同。虽然近年来非霍奇金淋巴瘤的化疗方法及后期兴起的免疫疗法都在不断改进与完善，其治疗效果仍有差异，5 年生存率大体上可以达到 65%。某些低度恶性淋巴瘤如滤泡性淋巴瘤或慢性淋巴细胞性白血病不能通过放化疗达到治愈，但这些类型的淋巴瘤大多进展缓慢且治疗效果较好。

经过化疗或者联合放疗后达到完全缓解的肿瘤患者，并非就彻底根除了肿瘤细胞，这种完全缓解只是一种临床意义上的初步治疗成功，实际上此时体内还残留几十万、上百万的肿瘤细胞，只是用普通的 CT、B 超、甚至 PET/CT 和血液学检查难以检测到而已。因此,淋巴瘤相比其他恶性肿瘤,虽然对化放疗敏感,完全缓解率高,但"完全缓解"仅仅是医生对患者此次治疗疗效的评价,并不是一般人理解的完全治愈。淋巴瘤治疗后易复发,所以治疗须重视缓解后的随访,须定期复查,监测病情变化。

 7 淋巴瘤患者化疗中白细胞下降的处理

　　淋巴瘤是淋巴造血系统的恶性肿瘤,化学治疗是其重要的治疗手段,它显著提高患者无病生存期,使部分患者达到完全缓解。化疗过程中化疗药在杀死肿瘤细胞的同时也使机体正常组织受损,导致各种不良反应,化疗引起的发热性中性粒细胞减少(FN)是一种严重而又常见的骨髓抑制性化疗并发症,其发病率和住院病死率高达 11%。在接受化疗的肿瘤患者中,FN 的发生与没有经历 FN 的患者相比有 15% 的死亡风险。早期化疗患者的中性粒细胞减少事件通常也与化疗剂量减少和治疗延迟以及骨髓生长因子或抗生素的二级预防相关,为努力降低后续周期中此类事件的风险。更好地了解中性粒细胞减少事件(如 FN)的疾病,可以更有效地针对高风险患者进行预防,以减少严重治疗相关并发症的发生率,从而改善患者预后,降低医疗费用。
　　国际指南建议淋巴瘤患者在开始治疗前进行化疗诱导的白细胞下降的风险评估,同时应评估肿瘤类型、化疗方案和患者相关风险因素,如年龄、疾病阶段、合并症和发热性中性粒细胞减少的既往病史。临床管理指南和临床研究确认了在所有化疗周期中继续进行粒细胞集落刺激因子(G-CSF)预防的重要性。若发生发热性中性粒细胞减少的风险>20% 时,患者则被认为处于高风险,指南建议采用骨髓生长因子,如粒细胞集落刺激因子(G-CSF)进行一级预防,从第一个周期开始,继续进行所有后续的化疗周期的预防。在大多数患者接受全剂量强度的第一个治疗周期期间，FN 初始发作的风险最大。

也有相关文献报道，甘露聚糖肽和地榆升白片均能显著升高白细胞水平，甘露聚糖肽的临床疗效和安全性均优于地榆升白片。芪胶升白胶囊能够改善恶性淋巴瘤患者骨髓抑制情况，降低不良反应发生率。胸腺肽 α1 与化疗有协同作用，能显著提高肿瘤患者的细胞免疫功能，临床上有一定的指导意义。

8 淋巴瘤患者化疗中出现贫血和血小板下降的原因

化疗是淋巴瘤的主要治疗方法，化疗最常见的毒性反应是骨髓抑制，贫血和血小板减少是肿瘤患者化疗后常见的并发症。化疗诱导的贫血和血小板减少症是潜在的严重并发症，可导致化疗剂量延迟，剂量减少或停药，并增加严重出血事件的风险。

贫血的特征是血红蛋白或红细胞缺乏，并且通常导致血液的携氧能力降低。贫血主要引起患者疲劳无力、虚弱、头晕等一系列临床症状，有统计表明，30%～50% 的肿瘤患者曾出现过不同严重程度的贫血，在肿瘤化疗期间，其发生率可达 90%。患者长期贫血会影响其继续治疗的信心，进而影响肿瘤治疗的持续性、有效性、生存期和预后。贫血所致缺氧可能降低化疗药物的作用，还会影响多种细胞因子表达，所以贫血严重影响恶性淋巴瘤患者的生活质量和预后。除输血治疗外，由于肿瘤患者肾脏产生的促红细胞生成素（EPO）往往会减少，因此，外源性重组人促红细胞生成素可作为治疗贫血的另一种方法。指南推荐输血、促红细胞生成素、补充铁剂治疗。输血和/或促红细胞生成素已被证明可以减轻贫血相关症状，改善生活质量。

化疗后血小板减少症是由某些抗肿瘤药物所致外周血中血小板计数低于正常范围（$<100×10^9/L$）引起的以出血为主要表现的

疾病,严重者血小板计数可<5.0×10^9/L。针对高风险患者进行干预可以产生实质性的临床疗效和经济效益。可予以输注血小板或促进血小板生长的药物,包括重组人白细胞介素11、重组人促血小板生成素和TPO受体激动剂。化疗后血小板减少症的预防用药是指对于上一次化疗出现严重血小板减少或出血风险高的患者,为预防下一个化疗周期再发生严重的血小板减少,可预防性应用血小板生长因子,以保证化疗的顺利进行;另外也有文献报道咖啡酸可通过刺激巨核细胞分化、增殖和成熟、释放,而升高血小板数量。

淋巴瘤患者化疗中发热的处理

发热是淋巴瘤患者化疗后经常出现的症状。首先肿瘤本身就可以引起发热,是因为淋巴瘤组织分解代谢及坏死的产物刺激人体体温调节中枢,热型特点为体温曲线,一般无明显规律性,多为低热或中等程度发热。其次在化疗过程中,由于化疗药物杀伤癌细胞的选择性较低,不可避免会出现一些毒副反应,而骨髓和免疫抑制则是化疗最常见的毒副反应,导致患者免疫力下降,从而容易发生不同病原体的感染,导致体温升高。再者,某些化疗药物也可引起患者体温升高。

淋巴瘤患者化疗期间出现发热怎么办呢?

(1)发热的患者需要抽血完善血常规及炎症指标检查,若白细胞减少且炎性指标升高,很大可能是化疗后的骨髓抑制作用导致患者机体免疫力下降且合并有感染。治疗上应采用足量的抗生素抗感染治疗,同时予以粒细胞刺激因子升白细胞。

(2)另外一种情况是淋巴瘤患者化疗后,肿瘤细胞和对化疗药物敏感的正常细胞大量坏死、崩解,进而释放致热源,这种发热的严重程度和肿瘤的大小、肿瘤的坏死程度有关,肿瘤越大,坏死越彻底，体温升高越剧烈，持续时间也越长。这种情况的发热是非感染性发热，可给予解热药物退热，如阿司匹林、对乙酰氨基酚等，多可自行退热。

（3）有些化疗药物也可引起发热，如常用的阿糖胞苷、甲氨蝶呤、环磷酰胺、长春新碱、左旋门冬酰胺酶等，用后多有不同程度发热。霍奇金淋巴瘤 ABVD 方案中的博来霉素易引起过敏性发热，建议患者第一次治疗前进行药物过敏性试验。不同药物所致发热的特点不尽相同，用药前服用退热药及抗组胺药，可以减轻药物热。

综上所述，若淋巴瘤患者化疗期间出现体温升高，应首先找到发热的原因，从而对症下药。以此减少患者的病痛，提高生活质量，延长生存期。

淋巴瘤患者治疗结束后注意事项

淋巴瘤患者的治疗疗程全部结束后，就进入了随访期，暂时的缓解并不是胜利的终点。治疗结束后的随访对早期发现疾病复发，提高生存率至关重要。临床上通常将 5 年无复发视为"临床治愈"，绝大多数侵袭性淋巴瘤的复发发生于治疗结束后的 5 年内，距离治疗结束时间越近，复发风险越大。

复查的项目由专科医生根据患者的病情具体安排，在化疗结束后的前两年，推荐每 3~4 个月进行一次包含临床病史、体格检查、实验室检查和肿瘤影像学检查的随访。在化疗结束后 3~5 年推荐每 6 个月复查随访 1 次，5 年以后推荐每年复查随访 1 次，以评估潜在的化放疗晚期毒性和肿瘤复发的可能。

但大多数淋巴瘤患者的复发发生在计划的随访之外，因此患者存在发病时的不适症状，如发热、盗汗、不明原因的体重下降，或体表触及包块、或出现脏器受累的症状等情况时，可不拘泥于上述时间点的限制，应尽早返回医院复查随访，以避免遗漏早期复发的线索。

在随访期间要均衡膳食，适当运动，规律作息，严格控制蛋白质等高热能食物摄入，禁止饮酒，酒的热作用可引起淋巴结疼痛增加，避免过度劳累，特别是合并其他疾病者，有因过度劳累刺激淋巴结增生的可能。

 11 淋巴瘤易复发的原因

淋巴瘤相比其他恶性肿瘤，虽然对放化疗敏感，完全缓解率高，但"完全缓解"仅仅是医生对患者此次治疗疗效的评价，并不是一般人理解的完全治愈。淋巴瘤也属于恶性肿瘤，其最大的特点之一即为治疗后易复发。

淋巴瘤易复发的原因主要包括以下几个：

（1）首先，淋巴瘤是一种全身性疾病。就如血液遍布全身一样，淋巴细胞也遍布全身，而淋巴瘤是淋巴结或淋巴组织的恶性肿瘤，虽然淋巴瘤起病有时仅仅表现为局部淋巴结的肿大，但淋巴瘤作为造血系统的恶性肿瘤，其发病是全身性的，各个器官都有可能被肿瘤细胞侵犯。

（2）其次，基于目前的检测技术，有些隐蔽位置的肿瘤难以被发现。患者接受初次治疗后，医生根据影像学和代谢的检查评估其达到了完全缓解。但是受限于目前的医学检验和影像学技术的发展水平，影像学和代谢检查均无法观察到隐藏在患者体内的隐蔽位置的肿瘤病灶。其中，血脑屏障和血睾屏障就是肿瘤细胞隐藏的绝佳位置。目前绝大多数的化疗药物都无法通过血脑屏障及血睾屏障，肿瘤细胞因此通过这两个生理屏障分别侵犯中枢神经系统以及睾丸，这就造成了淋巴瘤治疗后的早期复发。

（3）最后，肿瘤耐药也是淋巴瘤复发的主要原因之一。初始治疗时，在化疗、放疗或靶向药物的治疗作用下，肿瘤细胞的恶性增殖受到抑制，但药物治疗一段时间后，肿瘤细胞可能会对化疗药物或靶向药产生耐药，耐药的肿瘤细胞不受药物控制而恶性增殖，继而导致淋巴瘤复发。

 ## 12 淋巴瘤治疗期间的饮食护理

恶性淋巴瘤患者治疗期间最常见的不良反应是消化道症状，如恶心、呕吐、口腔溃疡、便秘等，其次是出现骨髓抑制、肝肾功能损害等现象。患者有时因化疗期间无法耐受毒副反应以至于中断治疗。淋巴瘤患者治疗期间的饮食护理要点如下：

（1）化疗所致的恶心、呕吐，使其味觉改变，产生厌食现象。应注意在化疗期间，根据患者的饮食习惯、嗜好，选择富含各种蔬菜和水果、豆类的植物性膳食，主食以粗粮为主，忌食生冷、辛辣食物。

（2）治疗药物会造成肝肾功能损害，患者化疗过程中应注意观察尿量和尿色的变化。多饮水，保证每日充足的液体摄入，使患者每日尿量>2500 mL，以加速尿酸的排泄。建议食用低嘌呤饮食，以少荤多素、宜碱忌酸、宜清淡忌味重为原则，忌食动物内脏、海鲜、贝类等含嘌呤丰富的食物，少喝荤汤等，以减少尿酸的形成。

（3）部分淋巴瘤患者需予大剂量甲氨蝶呤进行中枢预防，此类患者极易出现口腔溃疡。在治疗过程中，不仅需按时静脉予左亚叶酸钙解救、水化、碱化尿液等，而且还需予以左亚叶酸钙配制0.9%氯化钠溶液给患者漱口，并详细交代漱口的注意事项。口腔护理应保持口腔卫生，应用软毛牙刷刷牙，必要时可用热水浸泡牙刷，以增加其柔软性，经常漱口，尤其在进食后半小时内选用复方氯己定漱口液漱口，有利于口腔清洁。为减少对黏膜有不利影响的因素，应避免食用刺激性食物，宜少食多餐。对Ⅳ度口腔溃疡的患者可给予口腔降温，自制小冰块含化。遵医嘱配制利多卡因加0.9%氧化钠溶液，给予漱口。对疼痛剧烈的患者视情况给予地佐辛镇痛，但同时和患者交流，以免患者对止痛药依赖。

　　科学合理的饮食对减轻化疗药物的毒副作用具有一定的效果，既保证化疗的顺利进行，又可改善患者的全身营养状况，达到促进患者早日康复的目的。

第九章

肝癌

原发性肝癌是目前我国居第 5 位的常见恶性肿瘤及居第 2 位的肿瘤致死病因，严重威胁人们的生命健康。原发性肝癌主要包括肝细胞肝癌、肝内胆管癌和混合型肝癌三种不同的病理类型，三者在发病机制、生物学行为、组织学形态、治疗方法以及预后等方面差异较大，其中肝细胞肝癌占 85%～90%，故我们临床工作中所指的肝癌大多数指的是肝细胞肝癌。肝癌初期症状并不明显，晚期主要表现为肝区疼痛、乏力、消瘦、黄疸、腹腔积液等症状。临床上一般采取手术、介入、靶向、免疫以及中医中药等疗法，但晚期患者因癌细胞扩散或肝衰竭而预后不佳，因此要做到肝癌的早期发现、早期诊断、早期治疗。

 肝癌早期报警信号

原发性肝癌起病隐匿，大多数早期肝癌患者没有临床症状或症状轻微，许多患者是经体检意外发现，早期肝癌患者仅占

10%~15%。临床上80%以上的患者就诊时已经属于中晚期。中晚期肝癌患者常见的症状有肝区疼痛、食欲减退、乏力、消瘦和肝肿大等。在现实中也有许多患者因为忽视肝癌的常见症状，导致病情被拖延。下面我们总结了肝癌早期最为常见的几大症状。

1.肝区疼痛

绝大多数中晚期肝癌患者以肝区疼痛为首发症状，发生率超过50%。疼痛一般位于右肋部或剑突下，疼痛性质为间歇性或持续性隐痛、钝痛或刺痛，疼痛前一段时间内，患者可感到右上腹不适。疼痛可时轻时重或短期内自行缓解。疼痛产生的原因主要是肿瘤迅速增大，压迫肝包膜，产生牵拉痛，也可因肿瘤的坏死物刺激肝包膜所致。

少数患者自发地或于肝穿刺等操作后突然出现肝区剧烈疼痛，多是由于位于肝脏表面的癌结节破裂出血所致。若同时伴有血压下降、休克的表现，腹腔穿刺有血性液体，则说明癌结节破裂出血严重，需紧急抢救。若疼痛较为局限，不伴有血压下降、休克等表现，则可能出血仅位于肝包膜下。疼痛可因肿瘤生长的部位不同而有所变化，位于肝左叶的肿瘤，常引起中上腹疼痛；位于肝右叶的肿瘤，疼痛在右季肋部；肿瘤累及横隔时，疼痛放射至右肩或右背部，易被误认为是肩关节炎；肿瘤位于右叶后段时，有时可引起腰痛；肿瘤位于肝实质深部者，一般很少感到疼痛。

2.消化道症状

据不完全统计，约37%的肝病患者患病初期均被误以为是患有"胃病"而贻误病情。食欲下降、饭后上腹饱胀、嗳气、消化不良、恶心等是肝癌常见的消化道症状，其中以食欲减退和腹胀最

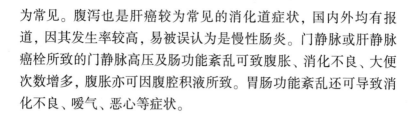

为常见。腹泻也是肝癌较为常见的消化道症状，国内外均有报道，因其发生率较高，易被误认为是慢性肠炎。门静脉或肝静脉癌栓所致的门静脉高压及肠功能紊乱可致腹胀、消化不良、大便次数增多，腹胀亦可因腹腔积液所致。胃肠功能紊乱还可导致消化不良、嗳气、恶心等症状。

3.发热

相当一部分肝癌患者会出现出汗、发热。多数发热为中低度发热，少数患者可为高热，发热可达 39℃ 以上，一般不伴有寒战。肝癌的发热多为肿瘤热，一般是因为肿瘤组织坏死后释放致热原进入血液循环所致。肿瘤患者由于抵抗力低下，很容易合并感染，感染亦可导致发热，与肝癌的癌性发热有时不易区别，需结合血常规并观察抗菌治疗是否有效才能判定。

4.消瘦乏力

肝癌患者常较其他肿瘤患者更易感乏力，与慢性肝炎患者相似。乏力的原因不明，可能是由于消化功能紊乱、营养吸收障碍导致能量不足，或肝细胞受损，肝功能下降，使得代谢障碍、某些毒素不能及时灭活，或由于肝癌组织坏死释放有毒物质。消瘦也是肝癌患者的常见症状，系由于肝功能受损，消化吸收功能下降所致。随着病情进展，消瘦程度可加重，严重时出现恶病质。

5.出血倾向

肝癌患者常有牙龈出血、皮下瘀斑等出血倾向，主要是由于肝功能受损、凝血功能异常所致，它在肝癌合并肝硬化的患者中尤为多见。肝癌患者合并上消化道出血亦较为常见，主要是由于门静脉高压导致食管胃底静脉曲张破裂出血所致，消化道出血也是导致肝癌患者死亡的最主要原因之一。

6. 下肢水肿

肝癌伴腹腔积液的患者，常有下肢水肿，轻者发生在踝部，严重者可蔓延至双下肢。临床上最严重的下肢水肿，水液能从大腿皮肤渗出。造成下肢水肿的主要原因是腹腔积液压迫下肢静脉或癌栓阻塞，使静脉回流受阻，静脉压力升高。轻度水肿亦可因血浆白蛋白过低所致。

7. 急腹症

癌结节破裂通常引起肝区疼痛，体检时肝区有明显压痛，为肝包膜刺激症状。部分患者癌结节破裂后，表现为急性腹痛，伴有腹膜刺激症状，易被误诊为急性腹膜炎。癌结节破裂引起的腹痛通常伴有血压下降甚至休克的表现，与一般急性腹膜炎不同。

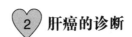

2 肝癌的诊断

一、肝癌的影像学检查

各种影像学检查手段各有特点，应该强调综合应用、优势互补、全面评估。

1. 超声检查

超声检查(US)因操作简便、无创、移动便捷等特点，是临床上最常用的肝脏影像学检查方法。常规超声可早期、敏感地检出肝内占位性病变，并观察肝内或腹腔内相关转移灶、肝内血管及胆管侵犯情况等。彩色多普勒血流成像可观察病灶内血供，同时明确病灶性质及与肝内重要血管的毗邻关系。超声造影检查可提示肝脏肿瘤的血流动力学变化，帮助鉴别诊断不同性质的肝脏肿瘤，在评价肝癌的微血管灌注和引导介入治疗及介入治疗后即刻评估疗效方面具有优势。超声联合影像导航技术为肝癌的精准定位和实时微创消融提供了有效的手段。

2. X 线计算机断层成像和磁共振成像

动态增强 X 线计算机断层成像（CT）和磁共振成像（MRI）扫描是肝脏超声和血清 AFP 筛查异常者明确诊断的首选影像学检查方法。

目前肝脏动态增强 CT 除常见应用于肝癌的临床诊断及分期外，也应用于肝癌局部治疗的疗效评价，特别是对经动脉化疗栓塞（TACE）后碘油沉积观察有优势。同时，CT 后处理技术可进行三维血管重建、肝脏体积和肝肿瘤体积测量、肺和骨等其他脏器转移评价，广泛应用于临床。

肝脏 MRI 检查具有无辐射、组织分辨率高、可多方位成像的优势，且具有形态结合功能等综合成像技术能力，成为肝癌临床检出、诊断、分期和疗效评价的优选影像技术。MRI 检出和诊断直径≤2.0 cm 肝癌的能力优于动态增强 CT。使用肝特异性对比剂 Gd-EOB-DTPA 可提高直径≤1.0 cm 肝癌的检出率以及对肝癌诊断与鉴别诊断的准确性，并且在评价肝癌是否侵犯门静脉、肝静脉主干及其分支，以及腹腔或后腹膜淋巴结转移等方面较动态增强 CT 也更显优势。

肝癌影像学诊断主要根据"快进快出"的强化方式。动态增强 CT 和 MRI 示动脉期肝脏肿瘤呈均匀或不均匀明显强化，门静脉期和（或）平衡期肝脏肿瘤强化低于肝实质是肝癌的特征性影像学改变。肝特异性对比剂 Gd-EOB-DTPA 增强 MRI 检查显示肝脏肿瘤动脉期明显强化，门静脉期强化低于肝实质，肝胆特异期常呈明显低信号，5%~12%分化较好的小肝癌，肝胆特异期可呈吸收对比剂的稍高信号。

3.数字减影血管造影

数字减影血管造影(DSA)是一种侵入性检查，采用经选择性或超选择性肝动脉进行 DSA 检查。该技术更多用于肝癌局部治疗或急性肝癌破裂出血治疗等。DSA 检查可显示肝肿瘤血管及肝肿瘤染色，还可明确显示肝肿瘤数目、大小及其血供情况。

4.核医学影像学检查

(1)正电子发射计算机断层成像(PET-CT)，氟-18-脱氧葡萄糖(18F-FDG)PET/CT 全身显像的优势在于：①对肿瘤进行分期，通过一次检查能够全面评价有无淋巴结转移及远处器官转移；②再分期，可准确显示手术或介入治疗后的复发转移灶；③疗效评价，对于介入、靶向免疫及化疗药物治疗后，疗效评价更加敏感、准确；④指导放疗生物靶区的勾画、确定穿刺活检部位；⑤评价肿瘤的恶性程度和预后。

(2)单光子发射计算机断层成像(SPCT-CT)：SPCT-CT 已逐渐替代 SPECT，成为核医学单光子显像的主流设备，选择全身平面显像所发现的病灶，再进行局部 SPCT-CT 融合影像检查，可同时获得病灶部位的 SPECT 和诊断 CT 图像，诊断准确性得以显著提高。

(3)正电子发射计算机断层磁共振成像(PET-MRI)：1 次PET-MRI 检查可同时获得疾病解剖与功能信息，提高肝癌诊断的灵敏度。

5.穿刺活检

肝病灶穿刺活检可对明确病灶性质、肝病病因、肝癌分子分型以及为指导治疗和判断预后提供有价值的信息。肝病灶穿刺活检一般在超声或 CT/MR 等影像引导下进行。受病灶大小、部位深浅等多种因素影响，肝病灶穿刺病理学诊断存在一定的假阴性率，特别是对于直径≤2 cm 的病灶，假阴性率较高。因此，肝病灶穿刺活检阴性结果不能完全排除肝癌可能，仍需定期随访。对于活检组织取样过少、病理结果阴性但临床上高度怀疑肝癌的患者，建议重复肝病灶穿刺活检或者密切随访。

二、肝癌的血液学分子标志物

血清 AFP 是当前诊断肝癌和监测疗效常用且重要的指标。血清 AFP≥400μg/L，排除妊娠、慢性肝病或活动性肝病、生殖腺胚胎源性肿瘤以及消化道肿瘤后，高度提示肝癌。血清 AFP 轻度升高者，应作动态观察，并与肝功能变化对比分析，有助于诊断。血清甲胎蛋白异质体（AFP-L3）、异常凝血酶原（PIVKA Ⅱ或 DCP）和血浆游离微小核糖核酸（microRNA）也可作为肝癌早期的诊断标志物，特别是对血清 AFP 阴性人群。

《原发性肝癌诊疗规范（2019 版）》提出，结合肝癌发生的高危因素、影像学特征以及血清学分子标志物，依据肝癌诊断路线图（图 2）的步骤对肝癌得出临床诊断。

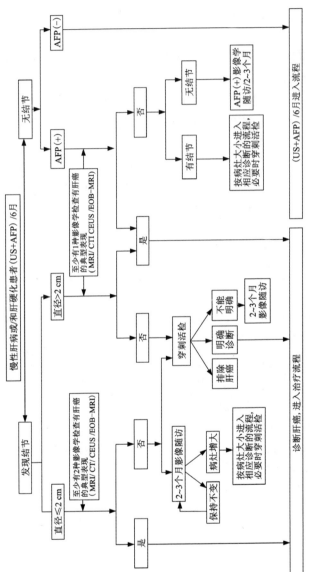

图2 肝癌诊断路线图

注：典型表现，增强动脉期（主要动脉晚期）病灶明显强化，门静脉晚期、门静脉期或平衡期强化下降，呈"快进快出"强化方式；不典型表现，缺乏动脉期病灶强化或门静脉期和平衡期强化衰有下降或下降不明显，甚至强化稍有增加等；MRI，磁共振动态扫描；CT，CT动态增强扫描；CEUS，超声造影；使用超声对比剂实时观察正常和病变组织动态灌注情况；EOB-MRI，肝细胞特异性对比剂Gd-EOB-DTPA增强磁共振扫描；AFP（+），超过血清AFP检测正常值

136

(1)有乙型病毒性肝炎或丙型病毒性肝炎，或有任何原因引起肝硬化者，至少每隔 6 个月进行 1 次超声及血清 AFP 检测。对于发现肝内直径≤2 cm 结节，动态增强 MRI、动态增强 CT、超声造影和肝细胞特异性对比剂 Gd-EOB-DTPA 增强 MRI 4 种检查中至少有 2 种显示动脉期病灶明显强化、门静脉期和(或)平衡期肝内病灶强化低于肝实质即"快进快出"的肝癌典型特征，则可作出肝癌的临床诊断；对于发现肝内直径>2 cm 结节，则上述 4 种影像学检查中只要有 1 项典型的肝癌特征，即可临床诊断为肝癌。

(2)有乙型病毒性肝炎或丙型病毒性肝炎，或有任何原因引起肝硬化者，随访发现肝内直径≤2 cm 结节，若上述 4 种影像学检查中无典型的肝癌特征或只有 1 项检查有典型的肝癌特征，可进行肝病灶穿刺活检或每 2~3 个月的影像学检查随访并结合血清 AFP 水平以明确诊断；对于发现肝内直径>2 cm 的结节，上述 4 种影像学检查无典型的肝癌特征，则需进行肝病灶穿刺活检以明确诊断。

(3)有乙型病毒性肝炎或丙型病毒性肝炎，或有任何原因引起肝硬化者，如血清 AFP 升高，特别是持续升高，应进行影像学检查以明确肝癌诊断；如未发现肝内结节，在排除妊娠、慢性肝病或活动性肝病、生殖腺胚胎源性肿瘤以及消化道肿瘤的前提下，应密切随访血清 AFP 水平以及每 2~3 个月进行 1 次影像学复查。

③ 肝癌的治疗

在全世界范围内，肝细胞肝癌(HCC)是导致死亡的第二大癌症，每年约有 74.5 万 HCC 患者死亡。而中国是肝癌大国，据统计，2020 年中国有新发肝癌病例 41 万，有 39 万患者因肝癌死亡。我国肝癌患者的中位年龄为 40~50 岁，男性比女性多见。在我国肝癌发病率居男性恶性肿瘤的第 5 位，病死率居第 2 位，仅次于肺癌，被称为"癌中之王"。对肝癌高危人群的筛查，有助于肝癌的早期发现、早期诊断、早期治疗。根据肝癌的不同阶段酌情进行个体化综合治疗,是提高疗效的关键;治疗方法包括手术、介入、靶向、免疫、放化疗等。此外,中医中药治疗肝癌也多有应用。

肝癌的分期对于预后评估、合理治疗方案的选择至关重要。国外有多种分期方案,如 BCLC、TNM、JSH、APASL 等方案。结合中国的具体国情及实践积累,依据患者一般情况、肝肿瘤情况及肝功能情况,国家卫生健康委员会建立了 2019 年中国肝癌的分期方案(CNLC),包括 CNLC Ⅰa 期、Ⅰb 期、Ⅱa 期、Ⅱb 期、Ⅲa 期、Ⅲb 期、Ⅳ期。中国肝癌临床分期及治疗路线见图 3。

1. 肝癌的外科治疗

肝癌的外科治疗是肝癌患者获得长期生存最重要的手段,早期肝癌手术切除的疗效显著,主要包括肝切除术和肝移植术。

肝切除术的基本原则:①彻底性,完整切除肿瘤,切缘无残留肿瘤;②安全性,保留足够体积且有功能的肝组织(具有良好血供以及良好的血液和胆汁回流)以保证术后肝功能代偿,减少手术并发症、降低手术病死率。CNLC Ⅰa 期、Ⅰb 期和Ⅱa 期肝癌是手术切除的首选适应证。

肝移植是肝癌根治性治疗手段之一,尤其适用于肝功能失代偿、不适合手术切除及局部消融的早期肝癌患者。合适的肝癌肝移植适应证是提高肝癌肝移植疗效、保证宝贵的供肝资源得到公平合理应用、平衡有(或)无肿瘤患者预后差异的关键。现阶段推荐采用美国加州旧金山大学标准,即单个肿瘤直径≤6.5 cm;肿瘤数目≤3 个,其中最大肿瘤直径≤4.5 cm,且肿瘤直径总和≤8.0 cm;无大血管侵犯。

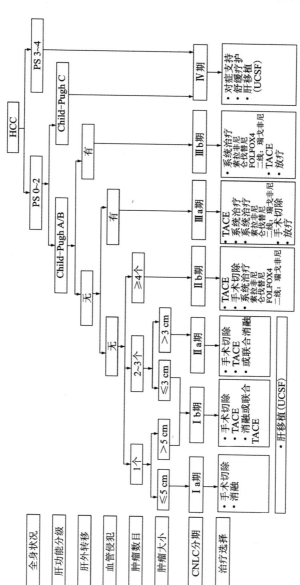

图3 中国肝癌临床分期及治疗路线图

2.局部消融治疗

尽管外科手术是肝癌的首选治疗方法，但因肝癌患者大多合并有肝硬化，或者在确诊时大部分患者已达中晚期，能获得手术切除机会的患者仅 20%～30%。近年来广泛应用的局部消融治疗，具有微创、对肝功能影响少、疗效确切的特点，使一些不适合手术切除的肝癌患者亦可获得根治机会。

局部消融治疗是借助医学影像技术的引导对肿瘤精准定位，局部采用物理或化学的方法直接杀灭肿瘤组织的一类治疗手段。其主要包括射频消融（RFA）、微波消融（MWA）、无水乙醇注射治疗（PEI）、冷冻治疗、高强度超声聚焦消融（HIFU）、激光消融、不可逆电穿孔（IRE）等。局部消融常在超声、CT、MRI 及多模态图像融合系统等引导下进行。CT 及 MRI 引导技术还可应用于肺、肾上腺、骨等转移灶的消融等。消融的路径有经皮、腹腔镜、剖腹三种方式。大多数的小肝癌可经皮穿刺消融，具有经济、方便、微创的特点。

局部消融治疗适用于 CNLC Ⅰa 期及部分Ⅰb 期肝癌（即单个肿瘤、直径≤5 cm；或 2～3 个肿瘤、最大直径≤3 cm）；无血管、胆管和邻近器官侵犯以及远处转移，肝功能分级 Child-Pugh A/B 级者，可获得根治性的治疗效果。对于不能手术切除的直径为 3～7 cm 的单发肿瘤或多发肿瘤，可联合 TACE。

3.经动脉化疗栓塞术

经动脉化疗栓塞术目前被公认为是肝癌非手术治疗的最常用方法之一。从字面上来理解，TACE 就是向肝动脉中注入化疗药物及栓塞药物以杀灭肿瘤细胞的方法。从供给肿瘤养分的肝动脉中注射化疗药物及栓塞药物，不仅能够使肿瘤局部的化疗药物浓度明显增高，而且还能阻断肿瘤的营养血流，双管齐下。TACE

手术示意图如图4所示。

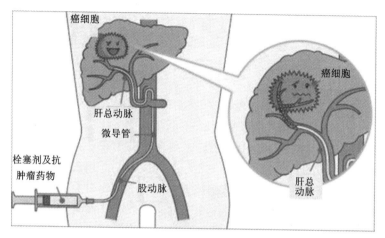

癌细胞

癌细胞

肝总动脉

微导管

栓塞剂及抗
肿瘤药物

股动脉

肝总
动脉

图 4　TACE 手术示意图

4.放射治疗

放射治疗(简称放疗)分为外放疗和内放疗。外放疗是利用
放疗设备产生的射线(光子或粒子)从体外对肿瘤照射,从而破坏
肿瘤细胞的 DNA,导致肿瘤细胞死亡,从而达到控制肿瘤的目
的。内放疗是利用放射性核素,经机体管道或通过针道植入肿瘤
内,使肿瘤受到来自内部的射线照射,包括90Y 微球疗法、[131]I 单
克隆抗体、放射性碘化油、[125]I 粒子植入等。粒子植入技术包括
组织间植入、门静脉植入、下腔静脉植入和胆道内植入,分别治
疗肝内病灶、门静脉癌栓、下腔静脉癌栓和胆管内癌或癌栓。对
于早中晚期肝癌患者,如无手术切除、局部消融治疗适应证,以
及 TACE 等局部治疗适应证或不愿接受有创治疗,也可考虑采用
肝癌立体定向放疗作为替代治疗手段。

5. 系统治疗

对于晚期肝癌患者，有效的系统治疗如靶向治疗、免疫治疗、化疗等可以减轻肿瘤负荷，改善肿瘤相关症状，提高生活质量，延长生存时间。目前系统治疗效果仍不尽如人意，患者可以参加合适的临床研究。

目前主要的靶向免疫治疗药物有以下几种：

（1）阿替利珠单抗联合贝伐单抗（T+A 组合）：最新的数据显示，靶向联合免疫治疗可以明显提高患者的生存获益，接受联合治疗的患者有可能获得平均 2 年左右的生存期。用药剂量：阿替利珠单抗 1 200 mg +贝伐珠单抗 15 mg/kg，每 3 周 1 次。其主要的不良反应是高血压、腹泻、食欲下降、发热、腹痛、肝功能异常、蛋白尿等。

（2）索拉非尼（Sorafenib），常规推荐用法为 400 mg，口服，每日 2 次；最常见的不良反应为腹泻、体重下降、手足综合征、皮疹、心肌缺血以及高血压等，一般发生在治疗开始后的第 2~6 周内。

（3）仑伐替尼（Lenvatinib），用法为：体重≥60 kg 者，12 mg，口服，每日 1 次；体重<60 kg 者，8 mg，口服，每日 1 次。常见不良反应为高血压、腹泻、食欲下降、疲劳、手足综合征、蛋白尿、恶心以及甲状腺功能减退等。

（4）瑞戈非尼（Regorafenib），用法为：160 mg，每日 1 次，连用 3 周，停用 1 周。在我国，初始剂量可采用每次 80 mg 或 120 mg，每日 1 次，根据患者的耐受情况逐渐增量。常见不良事件是高血压、手足皮肤反应、乏力及腹泻等。

另外，国家药物多纳非尼、阿帕替尼以及卡瑞利珠单抗、FOLFOX4 化疗方案等也被证实用于治疗不适合手术切除或局部治疗的局部晚期和转移性肝癌可以获得明显的生存获益。

其他二线治疗方案：美国食品药品监督管理局（FDA）批准纳武利尤单克隆抗体（Nivolumab）和帕博利珠单克隆抗体（Pembrolizumab）用于既往索拉非尼治疗后肿瘤进展或无法耐受索拉非尼的肝癌患者。目前，中国企业自主研发的免疫检查点抑制剂，如卡瑞利珠单克隆抗体、特瑞普利单克隆抗体、信迪利单克隆抗体等正在开展临床研究。其他免疫调节剂（如干扰素 α、胸腺肽 α1 等）、细胞免疫治疗（如嵌合抗原受体 T 细胞疗法、细胞因子诱导的杀伤细胞疗法）均有一定抗肿瘤作用，但尚待大规模的临床研究加以验证。

6. 其他治疗

中医中药治疗：能够改善临床症状，提高机体的抵抗力，减轻放化疗不良反应，提高患者的生活质量。

抗病毒治疗及其他保肝治疗：合并有 HBV 感染特别是复制活跃的肝癌患者，口服核苷（酸）类似物抗病毒治疗应贯穿治疗全过程。宜选择强效低耐药的药物如恩替卡韦、替诺福韦酯或丙酚替诺福韦等。对于 HCV 相关肝癌，如果有丙肝病毒复制，建议应行直接抗病毒药物（DAA）或聚乙二醇干扰素 α 联合利巴韦林抗病毒治疗。

肝癌患者在自然病程中或治疗过程中可能会伴随肝功能异常，应及时适当地使用具有抗炎、降酶、抗氧化、解毒、利胆和肝细胞膜修复保护作用的保肝药物，如异甘草酸镁、甘草酸二铵、复方甘草酸苷、双环醇、水飞蓟素、还原型谷胱甘肽、腺苷蛋氨酸、熊去氧胆酸、多烯磷脂酰胆碱、乌司他丁等。这些药物可以保护肝功能、提高治疗安全性，降低并发症和改善生活质量。

对症支持治疗：对于晚期肝癌患者，可给予最佳支持治疗，包括积极镇痛、纠正贫血、纠正低蛋白血症、加强营养支持，控制合并糖尿病患者的血糖水平，处理腹腔积液、黄疸、肝性脑病、消化道出血及肝肾综合征等并发症。针对有症状的骨转移患者，可使用双磷酸盐类药物。另外，适度的康复运动可以增强患者的免疫功能。同时，患者及家属要调整心态，并采取积极的措施，包括药物治疗，调整患者相应的状态，把消极心理转化为积极心理，通过舒缓疗护让患者享有安全感、舒适感，而减少抑郁与焦虑。

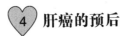

4 肝癌的预后

在我国，乙型肝炎病毒和丙型肝炎病毒感染是导致发展肝细胞肝癌(HCC)的最直接原因。影响肝细胞肝癌的预后转归因素有以下几个方面：

1. HCC 的预后最主要取决于病期的早晚

小肝癌的 5 年存活率可达 60%~100%，而已有症状的中晚期肝癌患者手术后 5 年存活率低于 20%。因此关键是早期发现HCC。另外，基础肝功能的状态、对治疗的敏感程度也是影响患者存活期的因素。

2. 治疗与预后

早期患者手术或者消融治疗是根治性的治疗方法。根据肿瘤部位和大小，选择手术方式也是保证手术成功的重要环节。早期肝癌肝移植术后应用环孢素 A 抑制免疫排斥反应，无淋巴系统转移的患者 5 年存活率可达 60%，但有淋巴系统转移者 5 年存活率仅为 15%。淋巴系统肝癌早期通常不易被发现，因此 80% 的患者发现肝癌时已失去手术机会。目前非手术治疗 5 年存活率为20%。治疗方案的选择对预后有很大影响，采用联合局部治疗如介入、消融、放疗及免疫、靶向治疗有望得到较好的疗效。目前，

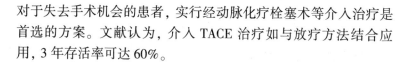

对于失去手术机会的患者，实行经动脉化疗栓塞术等介入治疗是首选的方案。文献认为，介入 TACE 治疗如与放疗方法结合应用，3 年存活率可达 60%。

3. 机体的免疫功能

免疫细胞如 T 细胞、淋巴因子激活细胞（LAK）、自然杀伤细胞（NK）等，其活性和肿瘤周围淋巴细胞浸润的程度是人体抗肿瘤的防御屏障。免疫功能正常，则预后较好。

4. 发现肝癌时肝功能的状态决定预后

国内不同地区的统计资料显示，肝细胞肝癌患者中有 70%~80% 合并肝炎后肝硬化，另有 10%~30% 肝癌患者仅伴慢性活动性肝炎。因此，肝功能状态对治疗及预后很重要。调查中发现：血清胆红素 >17.1 μmol/L 者，2 年存活率为 5%；胆红素 >34.2 μmol/L 者，无一例生存 1 年。当患者伴失代偿期肝硬化时，肝癌早期即可能死于肝衰竭。因此，发现肝癌时原有肝病越重，则治疗效果越差，病死率越高。

5. 肝癌病理与预后

一般认为，癌肿小者，生存率高。部分文献认为，肿瘤最大直径 >10 cm，1 年生存率为 37.5%；肿瘤最大直径 <10 cm，1 年生存率为 63.2%。癌的分化程度低者，恶性程度高，容易发生转移现象，预后较差。单一小肝癌较多发癌结节者 5 年存活率高 10 倍。生长速度快，门静脉内已有癌栓形成者，5 年存活率为 4.8%，无癌栓形成者 5 年存活率为 50%。肿瘤生长不规则，外无包膜者均提示预后不良，即使手术治疗，效果也不会很好。病理上肿瘤为透明细胞癌、纤维板层型癌生长较慢，癌包膜完整，或癌纤维组织量多，在一定程度上限制了癌转移和扩散者，预后好。

6. 与肝癌预后相关的实验室指标

AFP 及 AFP 异质体比值：AFP 在我国慢性乙型肝炎、乙型肝炎肝硬化等 HCC 高危人群的诊断中仍有明确的价值。且术前 AFP 可以作为有 HBV 感染既往史的 HCC 患者的术后预后指标，术前高 AFP 水平为术后生存的独立危险因素。按来源及与凝集素的亲和力不同，AFP 可分为 AFP-L1、AFP-L2 和 AFP-L3 三种异质体，其中 AFP-L3 占 AFP 的比例越高，提示肿瘤恶性程度越高。

异常凝血酶原：高异常凝血酶原（≥40 mAU/mL）是 HCC 患者的不良预后和术后复发的独立影响因素，另外还有研究显示异常凝血酶原与静脉癌栓及肿瘤恶性程度有关可能是其能够反映预后情况的主要原因。

另外，其他实验室常见检测指标也与肝癌的预后有一定关系：红细胞计数、术前淋巴细胞与单核细胞比值、术前国际标准化比值（INR）及纤维蛋白原（FIB）、载脂蛋白 A1、碱性磷酸酶（ALP）、谷氨酰转肽酶（GGT）、前白蛋白。

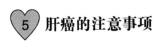 5 肝癌的注意事项

肝癌患者要更加注意在生活中的禁忌，因为肝癌患者的肝脏已经到了很脆弱的地步，不能做一些对肝脏有损害的事情。现在我们就来说说哪些事情需要肝癌患者注意。

1. 肝癌患者能吸烟吗？

我们常听到的一句话是"饭后一支烟，赛过活神仙"。但实际上抽烟也是伤肝的。其危害性主要体现在以下几个方面。

（1）肝脏是人体内主要的解毒器官，而烟中含有焦油、尼古

丁和一氧化碳等有毒物质，进入人体后，主要通过肝、肺解毒过滤。而肝癌患者一般都伴有肝细胞损害，抽烟间接增加了肝脏的负担，抑制了肝脏的自我修复功能，从而导致病情加重，对肝癌患者来说无疑是有害的。

（2）抽烟还可以使血液中含硒量下降，吸烟愈多，含硒量下降愈多。而微量元素硒对于清除体内过氧化脂质和自由基等有害物质是非常有效的，能起到保护肝细胞，改善肝功能的作用。

（3）此外，吸烟是产生自由基最快最多的方式，每吸一口烟至少会产生 10 万个自由基，从而导致癌症和许多慢性疾病。

2. 肝癌患者可以饮酒吗？

我们知道，肝脏是我们人体器官中最大的"化工厂"，所有的食物、饮料无不通过肝脏分解、转化、代谢、解毒、合成后才能被机体利用。酒的主要成分是乙醇，酒进入人体后 90% 以上的乙醇要在肝脏内代谢，经过肝脏分解为乙醛、乙酸，而这些物质都具有直接刺激、损害肝细胞的毒性作用，能使肝细胞发生变性、坏死，纤维组织增生。饮酒还会影响食欲，因酒精是胃蛋白酶的抑制剂，会妨碍蛋白质的吸收，影响消化。这样就直接造成体内营养物质及维生素的缺乏，间接引起肝细胞修复困难。

3. 肝癌患者能工作吗？

过度的脑力劳动或体力劳动(长途跋涉、精神高度紧张、工作压力过大、情绪波动、暴怒等)会使患者机体免疫力下降，破坏相对平衡的免疫状态，促进肿瘤复发或转移，并能促使乙肝病毒复制加剧，导致肝炎复发，加重肝功能损害，导致病情恶化。所以，肝癌患者应该避免过度劳累，修养身心。但是适当的轻体力劳动是可以的。另外，肝癌患者也要注意适当地锻炼身体，提高机体的免疫能力。

4. 肝癌患者能熬夜吗？

睡眠质量不好对肝癌患者是非常不利的。人在深睡时，会分泌大量生长激素，这些激素能促进生长，促进合成人体必需的蛋白质，对肝脏的修复是有利的。睡眠质量不好对肝脏的影响很大，睡眠质量差不仅会加重肝脏的负担，而且不利于肝细胞的修复和再生。不良的睡眠质量还能够降低和削弱机体的免疫功能。免疫功能呈"昼低夜高"现象，只有在睡眠状态下才能提高，才能处于最佳状态。睡眠不好，恰恰不能满足这一要求，造成免疫功能下降。肝癌患者一定要在日常生活中多加注意，才能为自己以后的生活质量以及生存期提供一条"康庄大道"。

 6 肝癌的检查、建议、治疗知识

对肝癌高危人群的筛查，有助于肝癌的早期发现、早期诊断、早期治疗，是提高肝癌疗效的关键。在我国，肝癌高危人群主要包括：具有乙型肝炎病毒（HBV）感染和（或）丙型肝炎病毒（HCV）感染、过度饮酒、非酒精性脂肪性肝炎、长期食用被黄曲霉毒素污染的食物、各种其他原因引起的肝硬化，以及有肝癌家族史等人群，尤其是年龄>40岁的男性风险更大。借助于肝脏超声检查和血清甲胎蛋白（AFP）进行肝癌早期筛查，建议高危人群至少每隔6个月进行1次检查。

一、肝癌的检查项目

常规的检查项目：肝功能检查、传染病学检查、肝炎病毒DNA检测；B超、CT、MRI等影像学检查；病理检查。

检查主要包括血清甲胎蛋白（AFP）、异常凝血酶原和肝脏影像学检查。甲胎蛋白最简单实用，是目前常用的检测方法。我国

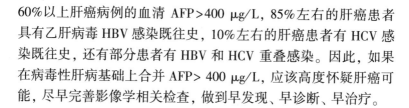

60%以上肝癌病例的血清 AFP>400 μg/L，85%左右的肝癌患者具有乙肝病毒 HBV 感染既往史，10%左右的肝癌患者有 HCV 感染既往史，还有部分患者有 HBV 和 HCV 重叠感染。因此，如果在病毒性肝病基础上合并 AFP> 400 μg/L，应该高度怀疑肝癌可能，尽早完善影像学相关检查，做到早发现、早诊断、早治疗。

1.影像学检查

现代医学影像学手段也为肝癌的诊断提供了很大的帮助，为肝癌的定位、定性、定量、定期和制定治疗方案提供了可靠的依据。各种影像学检查手段各有特点，应该强调综合应用、优势互补、全面评估。

(1)最常用的是肝脏超声检查，超声检查为非侵入性检查，对人体组织无任何不良影响，其操作简单、直观准确、费用低廉、方便无创、广泛普及，可用于肝癌的普查和治疗后随访。

(2)CT 检查已经成为肝癌诊断的重要常规手段。腹部 CT 增强扫描可清楚地显示肝癌的大小、数目、形态、部位、边界、肿瘤血供丰富程度，以及与肝内管道的关系，对于进一步明确诊断，与其他肝脏良性占位相鉴别，同时明确肝癌的分期分级，对于指导治疗及判断预后有重要意义。通过影像分析软件还可以对肝脏内各管道进行重建，可以精确到各肝段血管的走行，明确肿瘤与血管的关系，模拟手术切除平面，测算预切除肿瘤的体积和剩余肝体积，极大地提高手术安全性。

(3)肝脏特异性 MRI 能够提高小肝癌检出率，同时对肝癌与肝脏局灶性增生结节、肝腺瘤等的鉴别有较大帮助，可以作为 CT 检查的重要补充。

(4)PET-CT 全身扫描可以了解整体状况和评估肿瘤转移情况，更能全面判断肿瘤分期及预后，但是价格较为昂贵，一般不作为首选检查。

(5)选择性肝动脉造影是侵入性检查，因肝癌富含血供，以肝动脉供血为主，因此选择肝动脉造影可以明确显示肝脏的小病灶及肿瘤血供情况，在明确诊断后还可以通过注射碘油来堵塞肿瘤的供养血管以达到治疗目的，适用于其他检查后仍未能确诊的患者。有乙型病毒性肝炎、丙型病毒性肝炎的患者应定期复查，如有可能应每年体检，肝脏 B 超是最基础的检查。

2. 实验室检查

血清 AFP、血清甲胎蛋白异质体、异常凝血酶原、血浆游离微小核糖核酸可作为肝癌早期诊断标志物，特别是对血清 AFP 阴性人群。另外，γ-GT 同工酶、甲胎蛋白异质体(Fuc AFP)、血清岩藻糖苷酶(AFu)、同工铁蛋白(AIF)、醛缩酶同工酶 A(ALD-A)、α1 抗胰蛋白酶分子异质体和丙酮酸激酶同工酶(M2PyK)等也是潜在的肝癌标志物，对于原发性肝癌尤其是 AFP 阴性病例的诊断有一定的辅助意义。

二、对肝癌患者的日常生活建议

肝癌是常见的消化系统恶性肿瘤，在肝癌的诊治过程中，有以下几个注意事项：其一，很多肝癌患者是在肝硬化的基础上发展而来的，多数患者合并有食管胃底静脉曲张，因此进食时要避免过于粗糙的硬食，要以容易消化的软食为主，以防出血。其二，对于已经有了肝性脑病前驱期症状的患者，要限制或禁食蛋白质含量丰富的饮食，以防诱发肝性脑病。

肝癌属于恶性肿瘤，可导致身体消耗，引起消瘦，且肝癌会影响正常的肝功能，所以饮食上需要注意。首先，平时要多吃水果、青菜、富含维生素 C 的食物，能够预防便秘和肠道堵塞；另外，可以吃一些瘦肉，瘦肉富含蛋白质，能够增强身体的体质，减轻肿瘤消耗引起的消瘦和乏力症状，同时要避免吃油腻食物，

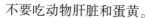

不要吃动物肝脏和蛋黄。

（1）平衡饮食：肝癌患者消耗较大，必须保证有足够的营养。衡量患者营养状况的好坏，最简单的方法就是能否维持体重。而要使体重能维持正常的水平，最好的办法就是要保持平衡膳食，要求患者多食新鲜蔬菜，而且一半应是绿叶蔬菜。

（2）脂肪与蛋白质：高脂肪饮食会影响和加重病情，而低脂肪饮食可以减轻肝癌患者恶心、呕吐、腹胀等症状。肝癌患者食欲差，进食量少，如果没有足够量的平衡膳食，必须提高膳食的热量和进食易于消化吸收的脂肪、甜食，如蜂蜜、蜂王浆、蔗糖以及植物油、奶油等。肝癌患者应多吃富含蛋白质的食物，尤其是优质蛋白质，如瘦肉、蛋类、豆类、奶类等，以防止白蛋白减少。但是在肝癌晚期，肝功能不好时，要控制蛋白质的摄入，以免过多进食蛋白质诱发肝性脑病。

（3）维生素：维生素 A、维生素 C、维生素 E、维生素 K 等都有一定的辅助抗肿瘤作用。维生素 C 主要存在于新鲜蔬菜、水果中。胡萝卜素进入人体后可转化为维生素 A，所以肝癌患者应多吃动物肝脏、胡萝卜、菜花、黄花菜、白菜、无花果、大枣等。同时还应多吃些新鲜蔬菜和水果，如萝卜、南瓜、竹笋、芦笋、苹果、乌梅、猕猴桃等。

（4）无机盐：即矿物质。营养学家把无机盐分为两类：①常量元素，如钙、钠、钾、磷、铁等；②微量元素，如硒、锌、等。科学家发现，硒、镁、铜、镁、铁等矿物质具有抗癌作用。肝癌患者应多吃含有抗癌作用微量元素的食物，如大蒜、香菇、芦笋、玉米等。

（5）肝癌患者多有食欲减退、恶心、腹胀等消化不良的症状，故应进食易消化食物，如酸梅汤、鲜橘汁、果汁、姜糖水、面条汤、新鲜小米粥等，以助消化而止痛，进食切勿过凉、过热、过饱。肝癌患者常见恶心、呕吐、食欲不振，宜食开胃降逆的清淡食物,如杏仁露、藕粉等易于消化的食物,忌食重油肥腻。

(6)肝癌术后患者多因伤及气血而致全身乏力、四肢酸软、纳差、自汗,应以益气养血为主。可食用鲫鱼汤、乌鸡汤,忌食坚硬生冷食物。

(7)肝癌晚期患者多处于全身衰竭状态,进食困难,应以扶正为主,除增加营养外,常用西洋参或白人参泡水饮用以增强其各脏器功能。

 ⑦ 肝癌的护理知识

1.心理护理

热情对待患者,消除患者恐惧心理,使患者产生信任感,应予以关心、体贴、帮助、支持和鼓励,使患者对疾病有正确的认识,能积极配合治疗。

2.营养和饮食

饮食原则以高蛋白、进食适量的脂肪和富含维生素为宜,避免摄入高脂、高热量和刺激性食物,使肝脏负担加重。如有肝性脑病倾向,应减少蛋白质摄入。多食新鲜蔬菜,维生素 A、维生素 C、维生素 E、维生素 K 等都有一定的辅助抗肿瘤作用。维生素 C 主要存在于新鲜蔬菜、水果中。硒、铁等矿物质具有抗癌作用。

3.日常生活运动

根据体质、病情和耐受情况进行体育锻炼,如打太极拳、练保健操等。戒除嗜酒、酗酒等不良习惯,不喝烈性酒、劣质酒、以防酒精破坏肝细胞,造成肝脏的损伤及慢性肝脏中毒。

4.用药护理

出血患者,中药汤剂宜偏凉服。胃纳不佳者,中药应浓煎,并予多次少量进服,以饭前或饭后 1 小时为宜。对胃有刺激的药宜饭后服,补益药宜饭前服。癌性发热者应用吲哚美辛纳肛退热时,因汗出较多,应及时补充水分,更换汗湿的衣服。应用化疗药物时应防止药液外渗,并计划使用静脉药物。

5.出院指导

保持心情愉快,学会自我心理调节,养成良好的生活习惯。不任意扰乱生物钟,适度地进行活动。避免不良因素刺激。控制情绪波动,防止病情恶化。禁烟、酒、辛辣、厚腻、生冷、霉变食物。注意保暖,预防感染,保证营养,避免重体力活动。定期随诊复查,了解肝功能变化及病情复发情况。

第十章

脑肿瘤

1 脑肿瘤早期报警信号

脑肿瘤不容易判断，许多人有不适症状很久也没有引起重视，以至于耽误治疗的最佳时机。其实，脑肿瘤也是"有迹可循"的，下面的"早期报警信号"对脑肿瘤的早期发现、治疗和预后都起着至关重要的作用，希望大家引起注意。

1. 头痛

这类头痛多发生在清晨或夜间，往往是在熟睡中被痛醒，睡得越熟，痛得越重。起床活动后头痛逐渐减轻以至消失，故称之为"清晨头痛"，此为脑肿瘤所特有的一大征兆。脑肿瘤多位于颅腔深处，引起的头痛多为深部钝痛，约占70%，其余约25%为跳痛，同时，低头、用力、咳嗽及解大小便时头痛加重，并呈现持续性或间断性。有的患者头痛位于双侧"太阳穴"处，有时伴有眼眶部疼痛。有的患者后枕部疼痛不适，易被误认为是颈部肌肉劳损。

2. 呕吐

频繁的恶心、呕吐也是脑肿瘤的早期症状之一，由于脑肿瘤生长，颅内压力缓慢增高，导致大脑皮层兴奋性降低、延髓呕吐中枢受刺激，从而出现恶心、呕吐症状。与胃肠疾病的呕吐相比，脑肿瘤患者的呕吐往往不伴有胃部闷胀、恶心、腹痛和腹泻，呕吐与进食无关，呕吐完又能立即进食，但很快又呕吐。呕吐多在头痛之后出现，有时呈喷射状。

3. 视力下降，视物模糊

早期可为阵发性一过性黑矇，继之可有视野缩小和视物模糊，有可能伴有短暂的视力丧失。这是由于脑肿瘤不断生长，导致颅内压升高引起视乳头水肿所致，因此，随病情加重逐渐变成持续性的视力减退，最后可能完全失明。少数视力差的老年患者，在接受白内障手术后，视力并未获得改善，也是因为脑肿瘤之故。有时出现复视，即两眼成像不能重叠在一起，看任何物体都呈双影。起初只有当眼球向一定方位注视时才能出现，以后可发展到任何方向都能出现重影。

4. 癫痫

脑肿瘤引起癫痫是由于肿瘤的压迫或刺激，肿瘤周围的脑组织水肿或肿胀，继之出现缺氧和供血不足，最后脑组织萎缩或硬化，使肿瘤周围的神经细胞处于过敏状态，易受内外因素的影响而致突然的、短暂的放电，并引起癫痫发作。因为癫痫是一组症候群，只要具备发作性表现就是癫痫。比如日常生活中突发1次抽搐，这不是癫痫；如果出现两次同样的情况，就具有重复性，表明有可能是癫痫；如果出现三次同样的情况，那就可以自己判断为癫痫了。特别是抽搐先从一侧口角或一侧手指、上下肢、脚趾开始，然后逐渐变为全身性抽搐。有时是上述部位出现局部的麻木感、针刺感、触电感。

5. 偏瘫或走路不稳

偏瘫或走路不稳包括两种不同的情况：一种是半身无力或偏瘫，表现为病侧肢体少动或不动；另一种是一侧肢体共济失调，表现为动作蠢笨或不稳，走路容易跌倒，状如醉汉。这两种症状若是缓慢出现并渐渐加重，可能是脑肿瘤信号。前者多见于大脑半球肿瘤，后者为小脑半球肿瘤的征象。

6. 耳鸣耳聋

后颅底肿瘤往往压迫面听神经，出现耳鸣、耳聋及轻度面瘫等症状，早期常在患者打电话时发觉，即一侧耳能听到，另一侧耳则听不到。中年人若无中耳炎和外伤病史，仅有一侧听力进行性减退，伴或不伴有同侧耳鸣，多半为肿瘤压迫听神经导致。

7. 精神异常或性格发生变化

思维、情感、智能、意识、人格和记忆力发生改变，常有欣快感、淡漠、孤独、定向力和记忆力差。过去办事一向严谨认真的人，突然变得马虎了事，或乱开玩笑，做恶作剧，整天嘻嘻哈哈，无所事事；说话答非所问或颠三倒四，行为放纵或笨拙，情绪不稳或者焦虑、抑郁，无故摸索、强握、乱跑，随地大小便。

8. 内分泌紊乱

垂体周围肿瘤往往由于肿瘤影响而导致激素分泌旺盛或者激素分泌不足，导致女性出现月经失调、闭经、泌乳、不孕，男性出

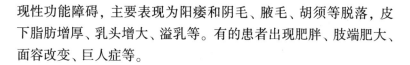

现性功能障碍，主要表现为阳痿和阴毛、腋毛、胡须等脱落，皮下脂肪增厚、乳头增大、溢乳等。有的患者出现肥胖、肢端肥大、面容改变、巨人症等。

9. 感觉减退

位于大脑半球中部的顶叶皮层专管感觉，该部位的脑肿瘤会导致对侧偏身的各种感觉器官失灵，使得痛觉、冷热、触碰、震动和形体辨别等感觉减退甚至丧失。

10. 生长发育停止

生长发育停止表现为十五六岁身材只有五六岁高，性征亦不发育，肚皮上堆满脂肪，看上去有"少年发福"之势。或儿童年纪轻轻就开始有性早熟的现象。

11. 幻嗅

幻嗅是因为前颅底部及颞叶受肿瘤的刺激所致，患者常闻到实际不存在的气味，如橡胶燃烧味、饭糊焦味等。

此外，日常生活中还有一些容易被忽略的现象也应该引起足够重视：小儿头部变大（大头娃娃），面部疼痛（三叉神经痛），声音嘶哑，饮水呛咳，打鼾（甚至是鼾声震天，夜间睡觉时经常被憋醒）。糖尿病和高血压有时也要考虑到脑肿瘤的可能。

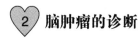

脑肿瘤的诊断

脑肿瘤的表现多种多样，当出现上述脑肿瘤的早期报警信号时应速去医院进行详细检查。近年来随着神经影像学技术和功能性检查技术的发展，辅助检查已成为诊断脑肿瘤的主要手段。

1. 体格检查

除了全面的神经系统检查外，还有一些特殊的检查，如视野和听力检查。

2. 影像学检查

（1）头颅 CT：也称 X 线计算机断层扫描，简便快捷，能够清晰显示骨性结构和颅内出血是其最大的优点，但在脑肿瘤的诊断方面则是第二位的，不如核磁共振清晰。目前主要用于体检、颅脑外伤和脑血管疾病的诊断。在脑肿瘤手术后进行检查也是十分必要的，主要是用于探查手术的急性并发症，例如：脑出血、脑梗死、脑肿胀或张力性气颅，初步评价手术切除的范围。

（2）核磁共振（MRI）：对于脑肿瘤的诊断价值是第一位的，敏感性和特异性明显优于 CT，但需要检查时间较长、不能显示颅骨结构是其主要不足。近些年来，核磁共振的技术得到了飞速的发展，除了传统的检查序列以外，还出现了 MRA（显示脑血管）、脑灌注成像和弥散张力成像、MRS（波谱分析）技术等。

3. 代谢影像学检查

（1）PET-CT：也称正电子发射计算机断层显像，在判断肿瘤的良恶性、肿瘤的残留情况，以及鉴别肿瘤复发和放射性坏死方面具有一定的意义。最大的优点是能够同时进行全身扫描，在脑转移瘤的诊断中价值较高，不足之处是需要应用放射性同位素和价格较昂贵。

（2）MRS：也称磁共振波谱分析，目前主要在脑部疾病的诊断中应用较多，对判断病变的代谢情况，特别是鉴别胶质瘤复发、假性进展、放射性坏死，以及恶性肿瘤与炎症方面具有一定

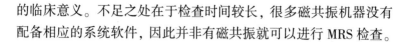

的临床意义。不足之处在于检查时间较长，很多磁共振机器没有配备相应的系统软件，因此并非有磁共振就可以进行 MRS 检查。

4. 激素检查

对垂体瘤患者，尤其是垂体前叶激素分泌过多的患者，可通过血生化检查而予以证实，也是常见的脑癌的诊断方法。可分别检测泌乳素、生长激素、促肾上腺皮质激素、促甲状腺激素、促性腺激素等，以明确垂体瘤性质，其中以泌乳素瘤最常见，约占50%，其次是生长激素腺瘤、促肾上腺皮质激素腺瘤。

5. 脑电图及脑电地形图检查

脑电图及脑电地形图检查对于大脑半球凸面肿瘤或病灶具有较高的定位价值，但对于中线、半球深部和幕下的肿瘤诊断困难。

6. 脑电诱发电位记录

（1）视觉诱发电位，用于诊断视觉传导通路上的病变成肿瘤。
（2）脑干听觉诱发电位，用来记录桥脑小脑角及脑干的病变或肿瘤的异常电位。
（3）体感诱发电位用于颅内肿瘤患者的脑功能评定。

7. 血液及其他检查

一些肿瘤可能紧邻重要的血管或有特征显示其来源于血管，这时应进行血管造影检查。惯例检查是必须完成的一些肿瘤分泌的物质，可能在血液和脑脊液中检测到，通过腰椎穿刺可得到脑脊液，其中可能检测到恶性肿瘤细胞。当颅内压升高时行腰椎穿刺是非常危险的，现在通过 CT 和 MRI 扫描可判断脑室是否扩大，从而使危险性大大降低。

脑肿瘤的误诊

　　某些脑肿瘤在前期很难被发现，很有可能被误诊而耽误病情，所以脑瘤一定要早发现、早治疗。下面一些情况容易被误诊：

　　患上脑肿瘤的患者可能会出现头痛、呕吐等症状，这个时候患者可能会认为是自己肠胃出现了什么问题，或者是感冒导致的不适。在患者还没有引起足够重视的时候，病情就变得严重了。随着人们生活水平不断提高，中国已步入老龄社会，老年脑肿瘤患者越来越多。由于老年人多有不同程度的脑萎缩，使颅内"剩余空间"增大，当肿瘤较小时，颅内足以为肿瘤生长提供充裕的空间，以致在较长时间内患者不会出现颅内压增高（即头痛、恶心、呕吐）的症状。而脑肿瘤与脑血管病临床表现相似，一旦老年人出现人格行为改变，如反应迟钝、思维逻辑混乱、随地大小便、生活懒散、记忆力减退、语言不清、说话答非所问或颠三倒四甚至偏瘫等，往往被误诊为脑动脉硬化和脑血栓形成。

　　听神经瘤早期主要表现为耳鸣、听力减退，容易被忽视。相当一部分患者首先就诊于耳鼻喉科，常被诊断为神经性耳聋，这样就延误了肿瘤的治疗，此种情况多见于老年人。

　　垂体瘤早期无任何症状，不易被发现，随着病情的进展可出现内分泌症状及视力视野的变化，内分泌症状主要表现为闭经、泌乳、不孕等。只有当肿瘤生长巨大时才会出现高颅压症状。仅表现为视力下降的垂体瘤患者一般最初都就诊于眼科，相当一部分患者曾按眼底疾病如视神经炎、视神经萎缩等治疗，而表现为停经、泌乳的垂体瘤患者常去妇科、乳腺科或内分泌科诊治。只有当治疗效果不满意或病情进一步加重时才行头部 CT 或 MRI 检查，而此时肿瘤已长得很大，给治疗带来很大困难。

小脑肿瘤或脑干肿瘤常表现为眩晕、颈部不适和肢体麻木等，易被误诊为颈椎病。患者常采用药物、颈部牵引及中医按摩等不恰当的治疗，延误了病情。

 4 脑肿瘤的治疗

脑肿瘤总的治疗原则是以手术为主，辅以放疗和化疗的综合治疗。近年来，在脑肿瘤的治疗中，强调规范化和个体化的临床治疗原则，即不仅要遵循不同脑肿瘤的诊疗规范，而且还要根据肿瘤患者各自的临床特点、肿瘤本身生物学行为和基因遗传学背景的不同，进行最优的个体化治疗决策和预后判定。

1. 手术治疗

手术是脑肿瘤治疗的首选方法，凡生长在可以手术切除部位的肿瘤，均应首先考虑手术。手术是在保证神经功能的前提下尽可能切除肿瘤，目的在于明确诊断、改善症状，为其他治疗创造条件。对于不能进行肿瘤切除的情况，如患者拒绝或医疗禁忌等情况，可以选择立体定向活检或者开颅活检。获得病理标本不仅仅对于组织病理诊断非常关键，而且也可用于后续的分子病理诊断，这将决定后续的治疗方案选择。

目前有很多术前及术中的辅助技术来提高全切安全性及全切率，降低手术相关并发症，包括术前影像检查，如功能性磁共振成像（MRI）、神经纤维束成像（DTI）等，尤其是肿瘤累及或毗邻语言区域。清醒开颅术中进行运动、语言功能皮层描记，可以带来很好的长期功能预后。

2. 放疗

用手术方法不能彻底切除的肿瘤,术后辅以放疗可推迟肿瘤复发,延长患者寿命。某些肿瘤因其位置深而不宜手术,或因肿瘤浸润重要功能区会带来严重的神经系统功能缺失,或因患者全身情况不允许手术,且肿瘤对放射线敏感者,放疗可作为首选治疗方法。

放疗可分为常规放疗、三维适形放疗、调强放疗、螺旋断层放射治疗系统和立体定向放疗。

3. 化疗

脑肿瘤很容易复发,如胶质瘤、恶性脑膜瘤等,为了避免肿瘤复发,积极配合医生治疗,通常术后都会辅以化疗。一般患者在脑肿瘤手术切除后,需要综合考虑各种因素决定是否化疗。

肿瘤的病理诊断包括肿瘤的类型和肿瘤的级别。常见的脑肿瘤类型包括胶质瘤、脑膜瘤等。肿瘤的级别,也就是肿瘤的恶性程度,例如,胶质瘤可分为4级。级别越低,患者预后越好;级别越高,肿瘤恶性程度也越高,患者预后则更差。

一般而言,低级别的良性肿瘤,与脑组织边界较为清楚,因此有经验的外科医生往往能够将其完整切除,手术后也不需要进行后续的化疗。而高级别的恶性脑肿瘤与脑组织边界不清,手术很难完整切除,往往会有肿瘤残留,需要进一步化疗进行控制。

一方面是手术切除的程度,手术切除得越彻底,则肿瘤残留越少,术后需要化疗的必要性也就更低。但是,大部分的脑肿瘤为恶性的脑胶质瘤,胶质瘤在脑部的生长,恰如树根长入大地一样,没有明确的边界。因此,手术很难在细胞水平进行完整切除。

另一方面则是肿瘤生长的部位。大脑是人体重要的器官,有一些肿瘤会生长在一些重要的脑功能区,如脑干("生命中枢")、中央区(控制运动和感觉)等。因此手术时不仅要考虑到肿瘤切除的范围,更要考虑到患者功能的保护,从而保证患者术后的生活质量,这两个因素在很大程度上会限制肿瘤的完整切除。

患者的具体身体状况也会影响化疗,有些脑肿瘤患者,身体情况比较差,若强行进行化疗,不仅会破坏患者自身的身体状况(免疫系统),而且无益于保证患者的生活质量。

4. 分子靶向治疗

所谓靶向治疗,就是针对肿瘤发生的位点,采用能够与该位点特定结合的药物,准确而定向的攻击肿瘤细胞。它以病变细胞为靶点,相比化疗和放疗等传统治疗而言,具有"精确制导"的特点,能够分清"敌我",高效并选择性地杀伤肿瘤细胞,减少对正常组织的损伤,因而毒性更低,没有传统化疗药物带来的脱发、贫血、恶心、呕吐等严重的不良反应。

如果把化疗比作地毯式轰炸,因为化疗药物大杀八方,不管是肿瘤组织还是健康组织,都难逃其攻击范围,那么,靶向治疗就是精确制导的远程导弹。

5. 基因治疗

基因治疗是指将外源正常基因导入靶细胞,以纠正或补偿缺陷和异常基因引起的疾病,以达到治疗目的。其中也包括转基因等方面的技术应用,也就是将外源基因通过基因转移技术将其插入患者适当的受体细胞中,使外源基因制造的产物能治疗某种疾病。迄今已发现大量与脑肿瘤发生、发展、临床特征和预后相关的基因,以及与治疗药物疗效相关的基因位点,为脑肿瘤精准个体化治疗奠定了基础。

经过 10 多年的发展，基因治疗的研究已经取得了不少进展。但是，如今都还处于初期临床试验阶段，还不能保证稳定的疗效和安全性。尽管存在着许多障碍，但基因治疗的发展趋势仍是令人鼓舞的。

6. 电场疗法

电场疗法（optune 电子帽）原理是利用癌细胞特殊的电学性质来使用电场干扰其分裂，最终导致癌细胞死亡，可以在保证健康细胞基本不受伤害的同时杀死癌细胞。通常使用头盔式服装覆盖整个头颅来预防肿瘤扩散至脑的更多区域，并根据肿瘤的位置和大小来调整服装，最终有效清除肿瘤。

7. 中医治疗

中医治疗通过调理阴阳、气血和脏腑功能，补虚泻实，可减轻临床症状，延长患者的寿命。中医治疗可以改善放化疗引起的不良反应，如恶心、呕吐、食欲不振、脱发、皮肤粗糙脱屑、失眠或嗜睡。中医药治疗可以改善放化疗造成的白细胞减少，全面改善白细胞减少引起的各种症状，帮助患者完成放化疗疗程，取得预期的效果。

 脑肿瘤患者的护理

脑肿瘤治疗效果的好坏不仅取决于医护人员的精心治疗，而且与家属的护理、支持密不可分。脑肿瘤患者的家属不仅是患者生活上的照顾者，实际上还起着一个"医生助理"的作用。

1. 心理护理

脑肿瘤对人的生命健康威胁很大，患者往往认为自己得了不治之症而悲观绝望，情绪低落，常常意识到死亡威胁的存在，表现出极度的恐慌，对治疗信心不足，尤其是恶性脑肿瘤患者。对此我们应有同情心和高度的责任感，经常与患者交谈，努力给患者创造并提供良好的养病环境及精神支持，要在心理上安慰、体贴患者，在生活上细心照料患者。以治疗效果好的病例来教育和鼓励患者正确对待疾病，充分肯定治疗取得的效果，使他们解除顾虑，坚定信心，从而积极配合治疗。特别是放疗会造成患者脱发，这对所有人来说，心理上都会有自卑感。因此，家属应该安慰患者不要过分担心，放疗中止后，头发会慢慢长出来的。在此期间可以用假发遮盖，以减轻患者的心理创伤。

2. 基本护理

长期卧床的患者，要给患者拍背，鼓励多咳痰，防止肺部感染；经常给患者翻身，防止褥疮的发生；定时清理口腔和鼻内的分泌物，防止误吸。有面神经麻痹者，注意保护好角膜。放疗会造成口腔感染或溃疡，因此应该注意口腔卫生，饭后、睡前用2%碳酸氢钠溶液漱口。放疗还会造成皮肤损害，如果照射局部出现红斑或干性反应时，可用四黄膏、凡士林膏外涂；出现湿性反应可用冰片、蛋清、鱼肝油、氢化可的松轻涂患处。家属还应协助医护人员观察患者的病情变化，如出现白细胞减少、抵抗力下降时，家属要劝阻患者少去公共场所，以免交叉感染，加重病情。

3. 饮食指导

脑肿瘤患者手术后卫生饮食很重要，杜绝不清洁的食品，可食用清淡、可口、营养比较丰富、易消化的食品，多吃青菜、水果，保持大便通畅。放化疗会对胃肠道产生一定的影响，可出现全身乏力、食欲下降等现象。这种现象一般会随着放化疗的结束而消失，应向患者解释清楚，并给予高热量、高蛋白、富含维生素的食物，同时鼓励其克服困难，尽量多进食，保证充分的营养，增强机体的抵抗力。

4. 思想工作

部分患者手术后出现一些并发症，如偏瘫、失语、癫痫、面瘫(口角歪斜)等，其家属对这些并发症应首先有正确的认识，避免过多的忧虑，否则会加重患者的思想负担。向患者多做些解释工作，告知并发症可能是暂时的，不久会康复。

5. 生活自理能力练习

肢体乏力的患者，盼望获得独立生活。家属应引导患者练习各种捏握方法，进而学习使用梳子、刷子，练习自己洗脸、洗澡、用手摄取食物等，病情康复后鼓励做主动活动，如站立练习。开始在有依靠下站立，如背靠墙、扶拐杖等，同时指导坐站练习、登台阶练习以改善下肢肌力。随着病情改善，从无依靠站立，逐渐过渡到步行，使患者获得归属感和情感上的满足感，以及生活自理的满足感。

❤ 6 脑肿瘤的预防

坦率地说，目前还做不到对脑肿瘤进行预防；但避免某些肿瘤相关因素，对预防肿瘤的发生，还是有一定意义的。

养成良好的生活习惯，戒烟限酒，是基本的预防脑肿瘤的方法。戒烟，世界卫生组织预言，如果人们都不再吸烟，5年之后，世界上的脑肿瘤将减少 1/3；其次，不酗酒。生活习惯不规律的人，如彻夜唱卡拉 OK、打麻将、夜不归宿等，可加重身体负担，降低身体免疫力，容易患脑瘤。因此，我们应当养成良好的生活习惯，使脑瘤远离自己。

有良好的心态应对压力，劳逸结合，不要过度疲劳，是常见的预防脑肿瘤的方法。保持良好的情绪，平日里多与朋友聊天交流，学会倾诉与倾听，修养情操。长期情绪忧郁，或情绪紧张的人比精神状态稳定的人容易患某些疾病，如高血压、冠心病、精神病、哮喘、慢性胃炎、青光眼、癌症，等等。可见压力是重要的脑肿瘤诱因，中医认为压力导致过劳体虚，从而引起免疫功能下降、内分泌失调，体内代谢紊乱；压力也可导致精神紧张引起气滞血瘀、毒火内陷等。

尽量回避油炸食品和罐头类食品，减少保鲜剂和反式脂肪酸的摄入；多吃新鲜的蔬菜和肉类，肉类尤以白肉类为佳，如鸡肉、鱼类，减少过度脂肪摄入。动物性脂肪摄入过高以及不科学的食物烹饪方法均可增加患癌症的风险。良好的饮食习惯是预防癌症的重要因素。

染发剂导致癌症的发生已经不是新鲜事，尽量减少染发次数，染发后努力清洗干净染发剂存留物。染发剂中含有国际公认的致癌物质对苯二胺，染发剂接触皮肤，而且我们在染发的过程中还要加热，通过接触以后再加热使苯类的有机物质通过头皮进入毛细血管，然后随血液循环到达骨髓，长期反复作用于造血干细胞，导致造血干细胞恶变，诱发血液性疾病。

适当的体育锻炼和户外活动，有助于提高心肺功能，强健机体各器官的应激耐受力，而对于尚未手术的患者来说，这些活动，也算是为手术做些准备工作，并要做好心理康复。多在阳光下运动，有利于预防脑肿瘤。

7　脑肿瘤的预后

大脑作为人体最高级别的司令部，主管着人体的所有意识和活动，与人们健康息息相关。因此，大脑长肿瘤，问题很严重。在大部分人眼里，得了脑肿瘤就相当于收到死亡通知书。

其实并不是这样的，近年来随着医学技术不断进步，部分脑肿瘤是完全可以治愈的，即使是恶性脑肿瘤患者的生存年限也在大大延长，几年甚至十几年的生存患者现在经常可以见到。脑肿瘤并没有想象中那么可怕，积极配合治疗，生存许久也是完全可能的。

脑肿瘤只要早发现，70%以上可以治愈和有效控制，几乎所有的良性脑肿瘤采用开颅手术完全切除，即可得到根治，这类肿瘤占脑瘤的50%以上；还有20%左右的低级别恶性脑肿瘤，只要及早发现，早期完全切除，再辅以放疗和化疗，也是可以达到基本上根治的；只有不足30%的恶性脑肿瘤，治疗上相对比较麻烦，但是只要能够及早得到治疗，也是可以有效控制、延长寿命的。

对于脑肿瘤的患者来说，如果已经确诊为脑部肿瘤，建议及时住院，接受治疗。住院的时候，如果有条件者，最好找比较知名的三甲肿瘤专科医院或三甲综合医院，请有经验的手术医生选择手术治疗，不要相信一些所谓的偏方或者是一些医托，否则耽误病情。住院以后一定要听从医生的安排，对于有某些特殊基础性疾病，比如高血压、糖尿病、高脂血症的患者来说，在手术前，一定要规律用药，尽量把血压、血糖、血脂控制在比较稳定的范围之内。

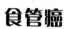

第十一章

食管癌

 1 食管癌的早期报警信号

食管癌是最常见的恶性肿瘤之一，发病率在全世界恶性肿瘤中排第 7 位，病死率位居第 6 位。中国是食管癌大国，每年新发病例和死亡患者均占全球 55% 左右。中国食管癌以鳞癌为主，超过 90%，而西方国家则以食管腺癌为主。

食管癌早期没有典型的症状，相对较为常见的描述为"五感"，即胸骨后不适感、烧灼感、异物感、摩擦感、停滞感。"五感"可间断或反复出现，也可持续数年，此类早期症状往往因不带来严重不适而被忽视，造成延误诊断。随着病情进展，患者会出现吞咽困难，并且发展越来越严重，到后期完全不能进食，呈典型的"进行性吞咽困难"表现。同时，患者因为吞咽困难以及肿瘤消耗的原因，也可出现呕吐、贫血、体重下降等表现。

2　食管癌的诊断

当出现典型的"进行性吞咽困难"表现时，一定要警惕食管癌的存在。当食管癌侵犯壁层胸膜或胸壁时，会出现持续性胸背痛；侵犯气管时会出现刺激性咳嗽，甚至痰中带血，严重者出现食管气管瘘，会有明显饮水呛咳及严重的难治性肺部感染表现；肿瘤或转移淋巴结累及喉返神经时会出现声音嘶哑；转移到颈部可扪及锁骨上或颈部明显质硬、肿大淋巴结；转移到其他部位就会出现相关部位的临床症状。当临床怀疑食管癌时，首选需要完善以下检查明确诊断：

（1）上消化道造影：即钡餐，是诊断食管病变既简便又实用的非侵入性检查。早期食管癌的表现可以有局部黏膜中断、管壁略僵硬、扩张稍受限、可见小龛影、有不规则斑点样存钡区等；而进展期食管癌则表现为典型的管壁增厚僵硬、黏膜破坏、可见典型充盈缺损、龛影、近端食管扩张、钡流受限等。

（2）胃镜：胃镜检查是确诊食管癌最重要的检查手段。一旦临床怀疑食管癌时，就必须进一步完善胃镜检查并行活检确诊。胃镜检查不仅可以明确病变的部位，还可以明确病变的范围，食管腔的阻塞程度，食管肿瘤侵犯食管壁结构的情况及与周围的关系等。早期食管癌的胃镜下表现常不典型，与正常食管黏膜差异轻微，易漏诊，常需通过特殊内镜或黏膜特殊染色进一步检查明确。进展期食管癌往往可见食管腔内菜花样新生物，并阻塞管腔，超声胃镜检查可进一步明确肿瘤侵犯深度、与周围组织结构关系等。

（3）CT 检查：一旦胃镜检查考虑食管癌，必须行进一步胸部CT 检查评价食管肿瘤的情况以及淋巴结转移的情况。为了得出更准确的分期，一般建议完善颈部、胸部、上腹部增强 CT，全面评价淋巴结转移状态，以判定有无手术指征及进一步的治疗方案。

对于确诊食管癌的患者，有条件者建议完善超声胃镜联合全身 PET-CT，有助于全面分期，指导治疗决策。

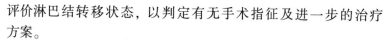

3 食管癌的治疗

食管癌的治疗包括手术、放疗、化疗、免疫治疗、对症支持治疗、中医药治疗等多种治疗方案，根据肿瘤分期不同而采用不同的治疗方案。

（1）手术治疗：手术切除是根治食管癌的唯一方法。早期食管癌，如超声胃镜检查提示食管肿瘤未累及黏膜下层，可采用胃镜下切除的方法，包括内镜下黏膜切除（EMR）、内镜下黏膜剥脱（ESD）、内镜下冷冻消融、射频消融、光动力治疗等多种内镜下治疗方法，ESD 应用较多。早期食管癌采用内镜下切除手术难度不高，疗效极好，其主要并发症为出血、穿孔与术后食管狭窄。

例如，超声胃镜检查提示肿瘤累及黏膜下层，则建议胸外科就诊行食管次全切除、淋巴结清扫+消化道重建术。食管癌手术方法复杂，有左胸一切口（Sweet 术式）、右胸+上腹二切口（Ivor-lewis 术式）、左颈+右胸+上腹三切口（Mckeown 术式）、经颈上腹二切口（THE 术式）等多种手术方式，其手术目的一致，都是切除病变食管，再用胃制作类似食管的"管状胃"与食管残端吻合连接重建消化道，同时做引流区域淋巴结的清扫。随着医学研究的进步，目前认为食管癌手术以经右胸入路手术对淋巴结的清扫最为彻底，远期效果更好，左颈+右胸+上腹三切口术式能实现食管癌淋巴结引流区域的彻底清扫，同时，吻合于颈部，能降低术后发生胸内吻合口瘘的严重并发症风险，是目前的主流术式。胸外科微创手术技术发展迅速，胸腹腔镜联合食管癌三切口根治术在全国大多数省级胸外科中心都能成熟开展，实现根治性切除的同时，大大降低了手术创伤，是现阶段食管癌的最佳手术选择。

食管癌手术涉及胸腹两个体腔，手术创伤大，时间长，潜在手术风险较高。其主要的并发症包括喉返神经麻痹、肺部感染、吻合口瘘等，并发症的出现将会给治疗康复带来困难。我国食管癌病例十分丰富，手术技术在发展过程中也得到了很大的改进，并发症发生比例较国际上报道更低。

（2）放疗：是使用电离辐射对肿瘤进行杀灭的治疗方法。放疗是颈段食管癌的主要治疗方法，对于肿瘤局部外侵不宜手术切除或不愿手术治疗的患者，放疗是较好的治疗方法。放疗还可用于手术前的新辅助治疗，对于局部晚期食管癌，通过术前诱导放化疗对肿瘤进行局部及全身控制后，再行手术治疗，能获得较单纯手术更好的治疗效果。另外，放疗还用于手术残留病灶的补充治疗，或术后瘤床的巩固放疗。放疗作为一种无创的治疗方法，在肿瘤的治疗中有很大的应用前景。

（3）化疗：是晚期食管癌的一线治疗方案。对于肿瘤已发生远处转移，无根治性切除机会的患者，首选全身化疗。化疗对食管鳞癌相对敏感，对食管腺癌也有效，其近期缓解率高，但缓解期较短，长期生存率较低。化疗往往会带来骨髓抑制、脱发、恶心、呕吐等相关不良反应，临床需对症处理。化疗还可用于局部晚期食管癌的术前新辅助治疗，手术切除后的辅助治疗，等等。

（4）以外科治疗为主的综合治疗：外科治疗一直是食管癌治疗的首选治疗方法，虽然近年来外科治疗技术已得到明显提升，但远期疗效仍未得到明显改善。对于局部晚期食管癌，如何有效联合手术、放疗、化疗甚至最免疫治疗等综合治疗手段，是提升整体治疗效果的关键所在。

①新辅助治疗：是指对于局部晚期食管癌患者，在手术之前采用放疗、化疗、放化疗等方法先进行局部及全身控制，而后再

行手术切除的综合治疗方案。目前研究表明，局部晚期患者行术前同步放化疗较单纯手术治疗，不会明显增加围手术期并发症发生风险，并可明显改善远期生存，是较好的治疗选择。

②辅助治疗：是指手术切除后，对于局部侵犯严重，有淋巴结转移的患者采用放疗、化疗、放化疗巩固治疗的方案。术后放疗对于局部外侵或有明显残留的患者，可明显加强局部控制，减少局部复发风险。而化疗认为是预防术后全身转移的有效方法，对于手术切除的局部晚期或有高危因素的患者应该给予术后辅助化疗。

（5）其他：免疫治疗是近几年来研究较多的治疗方法，其通过调节机体自身免疫系统对肿瘤进行杀灭与控制。免疫治疗的出现为晚期食管癌的治疗带来了新的曙光。目前多项关于免疫治疗应用于食管癌的临床研究正在开展之中，在不久的将来，免疫治疗将作为一种全新的治疗方法被写入食管癌的治疗指南中。对于不适合进行手术、放化疗、免疫治疗的患者，可采用食管支架置入、胃造瘘、肠内肠外营养支持、中医药治疗等对症支持治疗，以改善生活质量。

4 食管癌的预后

食管癌的整体治疗效果欠佳，整体 5 年生存率不超过 10%，主要原因是食管癌早期发现困难，大部分以进行性吞咽困难就诊，发现即为局部晚期，丧失手术治疗机会。但是，早期食管癌治疗效果好，Ⅰa 期的食管癌通过手术切除后，5 年生存率可接近 100%。随着手术技术的不断进步，手术方式由左胸入路向右胸入路转换，淋巴结清扫更为彻底，手术切除的食管癌整体 5 年生存率达到 50% 左右。晚期食管癌预后差。

5 食管癌的注意事项

食管癌的发生与化学因素及生物因素、微量元素及维生素缺乏、食管过度刺激、遗传等多方面因素有关。作为一级预防，日常生活中要少接触或食用含亚硝胺的食物，避免食用发霉食物，多摄入水果、蔬菜，戒烟限酒，进食避免过热、过硬、过快，保持口腔卫生。作为二级预防，对于长期大量饮酒、吸烟、既往胃镜检查提示食管鳞状上皮非典型增生或 Barret 食管、直系亲属有食管癌病史或处于食管癌高发区者，需定期复查胃镜，早期发现、早期治疗食管癌。如果持续出现胸骨后不适感、烧灼感、异物感、摩擦感、停滞感等表现，需积极行胃镜检查，以发现早期食管癌。出现进行性吞咽困难表现时，就必须尽早行胃镜确诊，并明确分期，通过多学科综合治疗，尽量延长生存期，改善生活质量，做好肿瘤的三级预防。

 6 食管癌相关检查、建议、治疗知识

对于有食管癌高危因素的患者，建议每年复查胃镜。而无食管癌高危因素者可 2~3 年复查 1 次胃镜。随着无痛胃镜技术的广泛开展，胃镜检查现已不带来任何痛苦，且安全可行，是食管癌的首选检查方法。发现食管癌，应首先于胸外科就诊，评估有无手术机会，积极治疗。

食管癌的护理知识

一、入院护理宣教

介绍食管癌病情、分期，接下来需要接受的治疗，嘱患者需稀软饮食，入院严格戒烟戒酒，配合医生积极完善入院检查，评估下一步治疗方案。

二、术前护理

1.心理护理

食管癌患者因进食困难、体重减轻而焦虑不安；迫切希望能早日进行手术切除病灶，恢复进食。但患者对手术能否完整切除病灶，手术发生并发症的风险，术后能否正常进食，术后疼痛的担忧、术后还能活多久等诸多问题不清楚，往往寝食难安。这需要护士对患者做好良好的术前解释与指导，解除心中疑虑，以更好地配合手术治疗。

2.营养支持

食管癌患者因进食困难、肿瘤消耗，往往都存在消瘦、营养不良的表现。术前改善营养状态，纠正水、电解质紊乱，对于提高手术耐受力，降低术后并发症发生风险意义重大。对于尚能经口进食的患者建议合理进食高热量、高蛋白、富含维生素的流食或半流食，必要时加用要素营养，短期内改善营养状态；对于完全不能进食的患者，建议争取胃镜引导下置入胃管，提供胃肠内营养，如置管困难，需行全静脉营养，并纠正水电解质紊乱。对于晚期患者，可行经皮胃造瘘，以提供肠内营养通道，保证营养支持。

3.呼吸道准备

食管癌患者术前需严格戒烟 2 周,以减少术后痰液,恢复呼吸道的纤毛功能,降低肺部感染发生风险。指导患者有效咳嗽与腹式呼吸,以促进术后肺复张,预防肺部感染。

4.胃肠道准备

随着快速康复理念的推广,现对食管癌的术前胃肠道准备越来越简单,术前无须口服抗生素,仅需术前晚进流食,并予口服导泻剂清洁肠道即可。但是对于拟行结肠代食道的患者需严格肠道准备,术前 3~5 日口服抗生素,如甲硝唑、庆大霉素或新霉素等;术前两日进食无渣流质,术前晚行清洁灌肠或全肠道灌洗,后禁饮、禁食。食管癌快速康复理念对术前胃管留置不作强制要求,可明显减轻患者痛苦。

三、术后护理

1.监测生命体征

每 30 分钟监测生命体征 1 次,平稳后可 1~2 小时 1 次。

2.呼吸道护理

肺部感染是食管癌术后最常发生的并发症,术后呼吸道护理是最为重要的临床护理措施。首先需协助患者有效咳嗽、排痰,必要时使用吸痰管经鼻刺激声门,诱导有效咳嗽;对于咳嗽配合差,有肺部感染高危风险的患者,需及时汇报医生采用支气管镜吸痰的方法,促进痰液排出;对于已发生肺部感染,或行气管切开的患者需加强气道湿化,通过吸痰管协助吸痰,并不断训练患者有效咳嗽排痰,争取早日控制肺部感染,拔除气管切开的导管。

3. 管道护理

食管癌切除术后引流管道多，可同时存在胸腔引流管、腹部引流管、颈部引流管、胃管、十二指肠营养管、尿管等多根管道，需加强管道护理，保证引流通畅，谨防脱管。引流管道需注意观察引流颜色、引流量，及时发现甄别术后出血、乳糜瘘、吻合口瘘等相关表现，以及时处理。对于引流量少，颜色清亮的管道尽早拔除，减少管道引流的感染风险。

4. 饮食护理

①术后早期处于充血水肿期，需严格禁食禁水，包括唾液，以防吻合口瘘；②术后第 5~6 天肛门排气恢复，可停止胃肠减压，试行饮水；③饮水无异常后可改进口流食，少量多餐，3~4 周后逐渐改成普食，进食应注意细嚼慢咽，防止进食量过多、进食速度过快；④食管癌术后贲门被切除，无抗反流功能，进食后易出现反流现象，应嘱患者睡前 1~2 小时内勿进食，并高枕卧位，以防食物反流误吸；⑤术后 3~4 周再次出现的吞咽困难，应考虑吻合口瘢痕狭窄，可行食管扩张术；⑥部分患者有进食后胸闷、气促表现，可能是胃对肺的压力引起，嘱患者进食后多活动，促进胃排空，建议少食多餐，经 1~2 个月后，此症状多可缓解；⑦食管癌的快速康复理念，患者术后当天即可经口进食，该方法是建立在十分可靠的分层吻合技术上，在经过严格培训后可考虑采用，临床推广需更为谨慎。

5. 吻合口瘘护理

吻合口瘘是食管癌的严重并发症。其发生原因不外乎吻合口张力与血运两方面因素。吻合口瘘分颈部吻合口瘘与胸内吻合口瘘两种，一般发生在术后第5~7天。颈部吻合口瘘只要拆开颈部切口，通畅引流，积极换药，一般2周左右瘢痕可愈合。而胸内吻合口瘘会引起脓胸，瘘口愈合慢，可发生严重水、电解质平衡紊乱与消耗性衰竭。如胸腔闭式引流管内出现胆汁样引流液，或出现食物残渣，需积极行胃镜检查确诊。如证实胸内吻合口瘘，需积极禁食、胃肠减压、肠内肠外营养支持，并积极清除脓胸，促进肺复张，通畅引流，促进早期瘢痕愈合。同时，需做好患者心理护理工作，吻合口瘘的愈合往往需要2个月甚至更长时间的治疗。

6.乳糜胸的护理

乳糜胸是食管癌术后较为严重的并发症。因胸导管、食管走形很近，损伤导致乳糜胸，一般术后即出现。术后早期因患者禁食水，仅表现为引流量增多，当开始使用肠内营养后即可见胸腔引流液变为乳白色。如引流量较少，往往是因为淋巴结清扫对细小淋巴结损伤引起，通过继续禁食禁水可愈合。当引流量每天超过500 mL，禁食其水引流量未见明显减少时，需要积极二次手术结扎胸导管，以防富含油脂、蛋白、酶等的营养物质经瘘入胸腔，导致水、电解质平衡紊乱与消耗性衰竭。

四、放疗、化疗期间的护理

向患者解释治疗目的。放疗、化疗后患者会出现倦怠感、食欲不振、恶心等症状，应充分休息，避免体力消耗，注意合理调配饮食，以增进食欲。有恶心、呕吐者，给予对症治疗，以缓解症状。放疗、化疗可致造血系统受抑制，血白细胞计数减少，患者易发生感染，应限制会客，注意口腔卫生，预防上呼吸道感染。放疗患者应注意保持照射部位皮肤的清洁，防止放射线对皮肤的损伤。

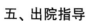

五、出院指导

指导患者出院后仍需少量多餐，稀软饮食，3～4周后逐渐改成普食；出院后继续加强咳嗽排痰，警惕出院后出现肺部感染；如需术后辅助治疗，建议出院1个月后返回医院行进一步辅助治疗；术后每3～4个月定期复查。

第十二章

胃癌

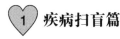 疾病扫盲篇

1. 胃癌早发现

胃癌是全球最常见的消化道恶性肿瘤之一，为世界范围内第5位常见恶性肿瘤。胃癌在中国也属于高发恶性肿瘤，发病率和病死率均排在第2位。非常遗憾的是，我国早期胃癌的发现率不足10%，也就是说90%的胃癌患者确诊时已是中晚期。对于这些患者，即使接受了相应的治疗，生存预后也不是很理想。早期胃癌患者可以没有任何症状，或仅有轻度消化不良的症状，如上腹部隐痛不适、轻微饱胀、食欲不振、反酸、疼痛、恶心、嗳气、进食困难等，随着病情的进展可能会出现不明原因的体重减轻、消瘦、疲倦无力和黑便等，如果出现上述症状应该及时就医。因此大家一定要提高胃癌高危人群的筛查意识。那么，哪些是胃癌的高危人群呢？①年龄在40岁以上，男女不限；②不良饮食习惯者

（高盐、腌制饮食、重度饮酒等）；③Hp（幽门螺杆菌）感染者；④有胃癌家族史；⑤吸烟者；⑥既往有慢性萎缩性胃炎、胃溃疡、胃息肉、手术后残胃、肥厚型胃炎恶性贫血等胃癌前疾病，以上这些都属于胃癌的高危人群。

目前胃镜检查是对胃癌进行早期筛查和诊断的金标准，能直观、准确地发现微小病灶。所以大家不要再因为"体检没啥事"就放松警觉，按时到医院行胃镜检查才是最有意义的，癌症发现越早，治疗越有效。研究表明，如果能及早发现并积极治疗，可大大改善患者预后。

2. 胃癌筛查之年龄节点

胃癌高危因素中，最为重要且容易判定的因素是年龄，发病率随年龄增长而升高，40岁以下人群发病率较低，40岁以后发病率明显上升。但近些年，年轻人发病有升高趋势，现在有很多年轻人总是抱着"年纪轻，不容易生大病"的侥幸心理，警惕性不高，且由于青年患者大多身强力壮，具有一定的抗病和忍受疾病痛苦的能力，加上早期胃癌没有什么症状，非常类似普通胃病，即使出现不适，也常常是自行服用"护胃药"，很少积极就医，往往会延误病情，错过最好的治疗时机。多数亚洲国家设定40~45岁作为胃癌筛查的起始临界年龄，因此建议以40岁（男女不限）作为胃癌筛查的起始年龄，个人认为无论是年长者还是年少者，对于胃部各种症状都应予以重视，尽早到医院就诊，积极检查，尽早治疗。

3. 病从口入

随着生活及医疗水平不断提高，许多疾病的治愈率显著提高，而癌症正成为我国首要的死亡原因。现如今，很多人谈癌色变，下面我们就来谈一谈胃癌，那么胃癌离哪些人群最近呢？世界范围内胃癌的发病率存在明显地域差异，东亚地区(包括中国、日本、韩国)高发，中国也有高发区，以西北和东南沿海地区较为集中，其原因主要与地区的环境、饮食密切相关。与胃癌相关的饮食习惯如下：

(1)高盐及腌制饮食。

(2)烧烤、油炸及霉变食品。

(3)重度饮酒。

(4)水果和蔬菜摄入少。

(5)不良饮食习惯。

4. 幽门螺杆菌与胃癌之间的关系

幽门螺杆菌(helicobacter pylori, Hp)是一种螺旋状杆菌，2017年被世界卫生组织(WHO)认定为是第一类致癌物，与消化道溃疡、胃淋巴瘤及胃癌的关系密切。胃癌的发生是多种因素共同作用的结果，包括幽门螺杆菌感染、遗传、环境因素等，而幽门螺杆菌是其中最重要的可控性危险因素。研究证实，清除幽门螺杆菌能有效降低胃癌发生的风险。中国是幽门螺杆菌感染大国，目前的人群感染率超过50%，该细菌主要通过人传人之间的粪—口、口—口、胃—口途径传播，而中国人以聚餐进食为主。因此，只要其中有一个感染者，其他人都有被传染的可能性，所以聚餐时推行公筷或分餐很有必要。我们都知道胃液是呈强酸性的液体，而幽门螺杆菌对生长条件又要求十分苛刻，是当前已知的唯一一种能在胃内生存的微生物，它的传染力很强，所以，日常饮食中的良好卫生习惯对感染的预防至关重要。胃癌是幽门螺杆菌感染的严重后果之一，但并不是有幽门螺杆菌感染就一定会患胃癌，只是可能增加了胃癌发生的风险。现代社会的许多不良饮食习惯、生活习惯成为胃部疾病的诱因，且感染幽门螺杆菌易出现胃炎、胃十二指肠溃疡等疾病，如果不及时进行养护，可能最终真的会演变成胃癌。此外，并不是说没有幽门螺杆菌感染就一定不会得胃癌。总之，大家不必"谈菌色变"，不管有没有感染幽门螺杆菌，大家都要保持良好的饮食习惯，一旦感染了细菌就更要关注自己的胃部健康，及时就医。

5.慢性萎缩性胃炎有点可怕

慢性胃炎是最常见的胃部疾病，慢性胃炎可分为慢性非萎缩性胃炎和慢性萎缩性胃炎两大基本类型：慢性非萎缩性胃炎根据临床症状，对症治疗即可；慢性萎缩性胃炎有进展为胃癌的风险，因此除了对症治疗外，更需要密切随访，定期复查胃镜。那么慢性胃炎是如何形成的呢？幽门螺杆菌感染容易导致胃炎，除此之外，还包括药物（如阿司匹林、保泰松等）、胆汁反流、刺激性食物（浓茶、浓咖啡等）、气候变化、饮食不规律和情绪等因素。慢性胃炎无明显的症状，部分人群有不同程度的上腹痛、反酸、嗳气、食欲减退、餐后饱胀等。预防慢性胃炎的方法很多，包括戒烟忌酒、慎用药物、注意饮食、调节情绪等。慢性萎缩性胃炎有癌变可能，但是，并不是所有的萎缩性胃炎都会转变为胃癌。正如买彩票中大奖一样，慢性萎缩性胃炎转变为胃癌的概率很低，而且不同的情况，慢性萎缩性胃炎的癌变风险也不同，全胃萎缩和中重度萎缩癌变风险更大。另外，萎缩性胃炎进展为胃癌需要经历一些细胞的转变。若治疗方法得当，慢性萎缩性胃炎可以延缓发展。部分研究认为，轻度慢性萎缩性胃炎经过治疗可以获得好转。所以我们切勿恐慌，一旦确诊，我们只需要积极治疗和定期随访即可。

6.胃癌的前身

胃癌的发生分为多个阶段，主要包括慢性浅表性胃炎、慢性萎缩性胃炎、胃黏膜肠上皮化生、低级别上皮内瘤变、高级别上皮内瘤变、胃癌等。慢性萎缩性胃炎是胃癌的癌前疾病，胃癌前病变是与胃癌发生密切相关的病理变化，主要指异型增生（又称不典型增生或上皮内瘤变）。

胃癌前病变多在萎缩性胃炎的基础上发生，其症状也与慢性萎缩性胃炎类似，常见的不良症状有嗳气、上腹饱胀不适、疼痛等非特异性消化。幽门螺杆菌是慢性萎缩性胃炎最重要的病因，感染幽门螺杆菌会大大提前胃癌前病变的发生。因此，慢性萎缩性胃炎患者应及时根除幽门螺杆菌。此外，慢性萎缩性胃炎患者应多食新鲜蔬菜，规律清淡饮食，避免服用损伤胃黏膜的药物，并适当使用促胃动力药及胃黏膜保护药。为了及时发现胃癌前病变，并提高早期胃癌的检出率，慢性萎缩性胃炎患者，应患者应严格进行胃镜检查，对不伴有肠上皮化生和不典型增生，单纯的慢性萎缩性胃炎根据情况酌情进行随访；对伴有中重度萎缩和肠上皮化生的患者，应每年进行 1 次胃镜随访；对于慢性萎缩伴有低级别上皮内瘤变，并且证实活检组织标本不是取之于癌旁组织者，应根据内镜和临床表现半年左右进行 1 次胃镜随访；对于伴有高级别上皮内瘤变的患者，应立即进行胃镜和病理组织的复查，如果证实是高级别上皮内瘤变，应立即进行内镜下治疗或者手术。

总之，胃镜的检查和随访，一切要听从专业医生的建议。

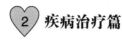
2 疾病治疗篇

1.哪些胃癌需要进行手术?

手术是胃癌的主要治疗手段,但并不是所有的胃癌患者都适宜手术。胃癌是否能进行手术治疗,采用何种手术,需评估肿瘤局部浸润情况,淋巴结转移情况,有无远处转移,并结合胃癌的病理类型、患者身体一般情况进行综合考虑。胃癌的手术治疗也不止一种方式,根据是否需要剖腹可分为内镜下手术与外科手术;根据治疗目的不同,可分为根治性手术与非根治性手术,根治性手术顾名思义是以根治胃癌为目的,如果胃癌没有发生其他器官转移、没有侵犯周围重要组织结构,且患者身体状况可以耐受手术,则理论上都可以进行根治性手术,术中力求完整切除原发病灶,并清扫可能存在肿瘤转移的淋巴结;非根治性手术一般指姑息性手术,即当肿瘤难以进行根治性切除时,以解除患者症状,缓解各项并发症,提高患者生存质量为目的的手术。如果肿瘤被发现时已经有远处转移,或者侵犯胃周围的重要组织结构,这时手术切除不仅不能延长患者的生存期,而且带来的创伤较大,存在的风险较高,很可能适得其反,这时的治疗应该以药物治疗(如化疗)为主。当此类晚期患者出现肿瘤引起的出血、吞咽困难、呕吐等症状时,可以考虑进行姑息性手术,以求改善症状、提高患者生存质量。

2.哪些胃癌需要化疗?

化疗的目的在于彻底消灭癌细胞,控制原发灶,使肿瘤体积缩小,防止转移产生新发病灶,延长患者生存期。化疗是一种

"以毒攻毒"的全身治疗方法，目前已被研究证实是安全有效的。化疗药物主要通过破坏肿瘤细胞的结构或者阻断细胞增殖过程中所需的物质来达到杀伤肿瘤细胞的目的，同时对正常细胞和机体免疫功能等也有一定程度的损伤，可导致机体出现不良反应。化疗对胃癌的治疗有一定疗效，已成为胃癌综合治疗的重要方法之一，可单独实施或配合手术及放疗治疗胃癌。胃癌患者是否需要进行化疗，要根据肿瘤的分期、患者的全身状态及患者的意愿综合判断。一般情况下，对失去手术切除机会、术后复发转移、发生残胃癌的病例，均需进行姑息化疗来控制肿瘤，缓解患者的症状，改善生活质量，尽量延长其生存期。此外，部分胃癌患者进行手术时病期已较晚（远处已有转移，或局部病变有广泛浸润，并累及邻近重要脏器），若单纯手术疗效不佳，且有时手术难以发现及处理潜在的转移灶，这种情况下手术操作本身也有可能使癌细胞发生转移和扩散。因此在上述情况下，为了提高手术治疗的疗效，可在术前或者术后进行化疗，以提高治疗的疗效。近年来，研究发现术中腹腔热灌注化疗（ICHPP）对降低胃癌患者的复发率和延长其生存期有一定作用。但要说明的一点，目前化疗还是胃癌辅助治疗和晚期胃癌的主要手段之一。

3. 哪些胃癌患者需要放疗，有什么不良反应？

目前，按肿瘤的类型来说，未分化癌、低分化癌、管状腺癌、乳头状腺癌对于放疗均有较好的敏感性，但对于黏液腺癌和印戒细胞癌，放疗是无效的，此两种类型的胃癌是禁忌行放射治疗的，因此一定要仔细认清病理报告的结果，切不可盲目使用放疗。目前对于胃癌的治疗仍然是以手术为主，放疗、化疗为辅。但是对于小部分不能手术的患者，放疗可以达到根治的目的，即使不能达到根治的目的，通过术前放疗、术中放疗或术后放疗也

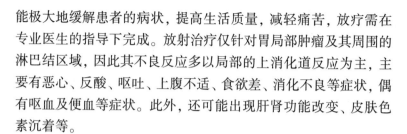

能极大地缓解患者的病状，提高生活质量，减轻痛苦，放疗需在专业医生的指导下完成。放射治疗仅针对胃局部肿瘤及其周围的淋巴结区域，因此其不良反应多以局部的上消化道反应为主，主要有恶心、反酸、呕吐、上腹不适、食欲差、消化不良等症状，偶有呕血及便血等症状。此外，还可能出现肝肾功能改变、皮肤色素沉着等。

4. 什么是胃癌靶向治疗?

很多中晚期胃癌在确诊时已经发生了转移，单纯依靠手术无法消灭肿瘤，这个时候就需要化疗及其他治疗。随着医学迅速发展，近年来"靶向治疗"走进大家的视野，给广大中晚期胃癌患者带来了福音。所谓胃癌的靶向治疗，就是药物能瞄准胃癌特定的癌基因和信号转导通路，释放有效成分来杀伤肿瘤的治疗方法。就像用手枪来打靶一样，因为靶向药物能识别胃癌特定的靶点，因此药物进入体内后会特异地选择相关靶点来相结合发生作用，使肿瘤细胞特异性死亡，而较少波及肿瘤周围的正常组织细胞。与普通化疗药物相比，分子靶向治疗具有特异性抗肿瘤作用，效果好，且毒性明显减少。目前应用于临床的胃癌分子靶向药物主要有以下几类：①抗 HER2 单克隆抗体（曲妥珠单抗）；②血管内皮生长因子受体（VEGFR）抑制药（雷莫芦单抗、阿帕替尼）。随着对胃癌的进一步研究，越来越多的靶向药物正在被研究中，将给广大胃癌患者带来新希望。

5. 预后

胃癌的预后与胃癌的临床病理分期、部位、组织类型、生物学行为以及治疗措施有关，而以分期对预后的影响最大，早期胃癌预后远比进展期胃癌好。就全球范围而言，胃癌根治术后的 5

年生存率多在 20%～50%，总体胃癌人群的 5 年生存率仅为 10%～20%，且生存率数据存在很大的地域差异。近十年来，在日本和韩国胃癌总体术后 5 年生存率稳步提高，达到 60%～70% 甚至 70% 以上。过去十年来，中国虽然在胃癌的规范化手术和综合治疗方面取得了长足的进步，也不乏根治性手术后 5 年生存率为 40% 或 50% 以上的报道，但总体术后 5 年生存率仍较日本、韩国存在很大的差距。最主要的是日本和韩国早期胃癌诊断率远较中国为高，因此，欲改善中国胃癌患者的预后，其根本还是要提高早期胃癌的诊断率。鉴于目前中国尚难开展胃癌普查工作，临床医生应适当放宽消化道钡餐造影和胃镜检查的指征，条件许可时，应积极开展胃癌高危人群的普查工作。

 3 **疾病护理篇**

1. 心理护理

在我国，肿瘤发病率越来越高，已逐渐超越了心脑血管疾病的发病率，所以患肿瘤并不奇怪。与此同时，随着科学技术的不断发展和人们对肿瘤知识的不断普及，肿瘤的控制率得到了很大的提高。一旦确诊恶性肿瘤，患者和家属一定要镇静，千万不要惊慌失措，全家人安静地坐下来商讨一下，共同寻找正确的解决方案，如何选择就医的医院、家属如何协助、手头事情的安排、治疗时间的保障、付费方式的选择等，紧张、焦虑、绝望、胡思乱想、盲目投医只会耽误合理有效的治疗时机，加重患者的病情。患者持有何种心态，这对肿瘤的治疗及康复至关重要。不是所有的患者从一开始就会有一个良好的心态，绝大多数都需要一个逐渐调整的过程。以下就是一些关于心理调节的方法：①音乐疗

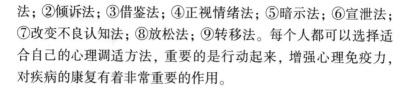

法；②倾诉法；③借鉴法；④正视情绪法；⑤暗示法；⑥宣泄法；⑦改变不良认知法；⑧放松法；⑨转移法。每个人都可以选择适合自己的心理调适方法，重要的是行动起来，增强心理免疫力，对疾病的康复有着非常重要的作用。

2.营养与饮食

营养对肿瘤患者来说尤为重要，因为疾病本身和治疗都会改变患者的饮食习惯，营养始终贯穿于整个抗肿瘤治疗当中，只有患者保持足够的体力和能量，才能维持体重和营养素的储备，降低感染风险，促进伤口愈合和机体康复。胃癌患者应该怎么吃呢？手术后早期由于肠道功能暂时处于抑制状态等原因，大部分患者需要禁食3~5天，等胃肠动力恢复后才能开始经口进食，同时需静脉营养支持以补充经口进食的不足。

3.外科护理

胃癌术后患者拆线出院后，伤口仍比较脆弱，需继续敷料覆盖，腹带打紧，直至手术切口完全愈合，如果患者出现发热、伤口渗血、剧烈疼痛，需及时于附近医院急诊就诊。术后伤口愈合良好者，拆线7~14天就可以洗澡了，在愈合过程中如有少量渗液是正常的，术后伤口周围出现麻木、感觉异常也是较常见的现象，如出现伤口红肿则有必要请做手术的医生检查。

4.放射治疗与护理

放射治疗简称"放疗"，主要用于治疗实体恶性肿瘤，也可用于治疗一些良性肿瘤，如垂体瘤、动脉瘤等。胃癌术后的放疗主要取决于患者术后恢复的快慢，放疗通常在手术后4周之内进行较合适。放疗期间腹泻属于放疗的不良反应，腹泻次数大于3次者，每天应于门诊口服止泻药，如腹泻严重应停止放疗；放疗会对放射部位皮肤造成损伤，如发生放射性皮肤损伤，不要抓挠皮肤，以防皮肤破溃，可予以外用的消毒剂涂抹，穿宽大的衣服减少局部受压，保持通风干燥。放射期间应鼓励患者尽量少食多餐，以营养丰富、清淡易消化的食物为主。

5. 化学治疗与护理

化学治疗简称化疗，是一种全身性的治疗方法。化疗药物对正常的组织也有毒性作用，化疗可以帮助胃癌患者清除手术不能切除或已扩散的癌细胞，减少术后并发症以及癌症复发的概率。手术后化疗的时机主要取决于患者手术后恢复的快慢，一般在术后4周之内进行比较合适，化疗期间常会引起恶心、呕吐等不适症状，进行对症处理即可。化疗后会出现皮肤干燥、皮肤色素沉着、乏力、排便困难及便秘等不适症状，进行对症治疗可缓解。

第十三章

甲状腺癌

　　近年来甲状腺癌发病率显著增高，是临床内分泌系统中人们较为熟知的肿瘤，其中女性患者多于男性患者，已成为我国女性第三大肿瘤，且随中国人口老龄化的不断骤升，甲状腺癌患者也呈递增趋势，受到人们越来越多的关注。

 甲状腺是什么器官？对于人体健康有什么意义？

　　甲状腺是一个位于气管前、呈蝴蝶形的小器官，它在调控人体的许多功能方面发挥着关键作用。甲状腺制造、储存并释放甲状腺激素入血，调节身体的生长发育、新陈代谢。甲状腺对人体神经系统、心血管系统、消化系统、内分泌系统、生殖系统、水电解质代谢、维生素代谢发挥重要影响，能使身体更有效地利用储存的能量，保持体温，保证肌肉正常工作。同样，当甲状腺患病时，人体相应的机能就会受到影响。如甲状腺功能亢进症(甲亢)患者会出现食欲亢进，体重明显减轻的症状；甲状腺功能减退症(甲减)患者出现记忆力下降、智力减退、反应迟钝等症状；更为严重的甲状腺癌，则会对人的生命造成威胁。

 为什么现代人好发甲状腺相关疾病?

　　甲状腺是内分泌器官，自身分泌激素并受人体激素的调控。随着现代人生活节奏的加快和各方面压力的剧增，人体内分泌容易发生失调，相应激素的水平会因之发生变化，从而对腺体带来不利刺激，导致发生甲状腺疾病，如血中促甲状腺激素（TSH）水平高就可导致甲状腺肿或甲状腺结节的形成，这是因为TSH是一种促进甲状腺生长的激素。另外，甲状腺疾病的发展与人所处的环境有密切关系，如电离辐射等会增加甲状腺疾病的发生。现代社会中，吸烟饮酒、生活不规律、肥胖、缺乏运动、饮食不健康等因素均可能是造成甲状腺疾病发病率升高的原因。

 甲状腺结节是什么?

　　我们经常可以在体检报告或者检查报告中看到"甲状腺结节"这种描述，那甲状腺结节究竟是什么? 它是一种甲状腺肿吗? 甲状腺肿是任何原因引起的甲状腺腺体肿大，甲状腺肿可以是良性的，也可以是恶性的（甲状腺癌）。甲状腺肿也可以是结节性的，内有一个或者多个包块。而这些包块通常被称为"结节"。结节可能是良性的，也可能是癌性的。在一项普通人群的调查中，女性甲状腺单个结节的发生率接近6%，男性甲状腺单个结节的发生率则为1.5%。过去的十年内，甲状腺结节的发病率明显增加，这可能与各项检查手段的普及有关，特别是高频超声的应用。一般来说，体格检查仅能发现直径为1 cm及以上的结节，颈部超声、CT和磁共振检查则有较高的灵敏性，可以检测到直径小到1~2 mm的结节。对于在颈部影像学检查中偶然发现的微小结节的临床意义一直存在争议。但是，我们也要追踪观察这些结节，因为结节无论大小如何，都有发生癌变的可能，所有的甲状腺癌始于"结节"。

 所有的甲状腺结节都会癌变吗?

甲状腺结节会不会发展成为癌症，我们强调"三个90%"的原则，即约90%以上的甲状腺结节为良性；约90%以上的良性甲状腺结节无须手术；约90%以上的甲状腺癌预后良好。甲状腺结节按性质可以分为良性、恶性和炎症性三大类型。其中良性结节癌变的可能性非常小，这部分人群仅需定期随访，无须特殊治疗，保持随访即可；但是良性甲状腺结节在下述情况下可考虑手术治疗：①出现与结节明显相关的局部压迫症状；②合并甲状腺功能亢进，内科治疗无效者；③肿物位于胸骨后或纵隔内；④结节进行性生长，考虑有恶变倾向或合并甲状腺癌高危因素。因影响外在形象或思想顾虑过重影响正常生活而强烈要求手术的，也可以手术治疗。对于病理诊断为恶性的甲状腺结节，则需要及时进行手术治疗，以免病情进一步恶化。

 甲状腺癌的发病率是多少?

甲状腺癌最常见的病理类型是乳头状癌，曾被戏称为"懒癌"，指的是其发展速度慢，相对肺癌、肝癌、甲状腺髓样癌和未分化癌而言，乳头状癌对生命危害较小。即便如此，也不能忽视这种发展速度相对慢的乳头状癌，乳头状癌在随着时间迁移的过程中，有失去分化的风险（变得更坏：恶性程度更高的癌）。根据中国预防医学杂志统计，中国的甲状腺癌患者在2010年新增54 175例（男性12 962例，女性41 213例），2010年中国甲状腺患者的死亡人数为 4 504 例（男性 1 529 例，女性 2 975 例）。总的来说，甲状腺癌致死率很低，表明大多数甲状腺癌患者确实可以存活下来，并可能痊愈或者延长预期寿命。大多数甲状腺癌生长非常缓慢，因此，患病很多年后才可能对患者的肿瘤进展情况进行预测。由于生长缓慢，且有时候肿瘤小、复发的肿瘤表现很不明显，所以需要对甲状腺癌进行长期的随访。患者必须定期进行全面的检查，以便尽早发现和消灭潜在的肿瘤。时至今日，癌症诊治的模式，还是要遵从"三早"原则：早发现、早诊断、早治疗。

6 吃加碘盐会引起甲状腺癌吗？

食盐中加碘其实是为了防治碘缺乏病。碘缺乏病是世界上分布最广泛、影响人群最多的疾病之一，妇女在怀孕期间缺碘，会导致流产、早产、死产或胎儿先天畸形等；儿童缺乏碘则会影响智力的发育。世界卫生组织（WHO）推荐成人每日碘摄入量为 150 μg，孕妇和乳母为 250 μg。现在市面上多数含碘食盐中，每克盐含碘 20~50 μg，WHO 推荐每人每天的食盐摄入量是 6 g，则理论上摄入碘为 120~300 μg。近年的检测结果显示中国人群碘营养处于总体适宜水平，2014 年全国碘缺乏病检测结果显示中国没有碘缺乏或者碘过量的省份。然而，不少人却对吃加碘盐产生了怀疑心理，认为吃加碘盐会引起甲状腺癌的发生。在这里我们需要强调，目前没有任何证据能够证明加碘盐和甲状腺结节、甲状腺癌等甲状腺疾病的发病有直接关系。

7 甲状腺癌早期有没有明显症状？

　　一般情况下，早期的甲状腺癌患者都不会表现出任何的临床症状。通常都是通过体检发现的，很少有患者能够在体检前就发现自己患了甲状腺癌。甲状腺癌一旦出现后，伴随肿瘤的逐渐增大会出现淋巴结转移，当淋巴结发生转移，在颈部就可能会触及无痛性包块。但是，如果肿瘤侵犯了神经，就可能会出现声音嘶哑、饮水呛咳等表现；如果侵犯了气管，可出现憋气、咳嗽的症状；如果侵犯了食管，可能有吞咽不适等表现。当病灶为髓样癌时还可能出现手足抽搐及面部潮红、心悸、腹泻、消瘦等类癌综合征表现。绝大部分甲状腺癌患者往往甲状腺功能正常，只有病灶是高功能腺瘤或者并发甲亢或者甲减疾病时才会伴随出现甲亢或甲减等症状。虽然甲状腺癌比其他癌症相对"温柔"一些，但如果不及时进行控制的话，甲状腺癌同样也会进展到转移和扩散阶段，所以一旦发现有异常甲状腺肿大情况，就要及时进行治疗。

 8 确诊甲状腺癌要做哪些检查？

　　当医生面对甲状腺结节患者时，首先要采取一系列步骤来确定结节有多大的可能性是癌。首先甲状腺超声是发现甲状腺癌最有效的手段。与体格检查相比，超声检查更特异、更精确。甲状腺超声检查经常可以找到体格检查中没有发现的结节。某些超声征象有助于甲状腺结节的良恶性鉴别。下述两种超声改变的甲状腺结节几乎全部为良性：①纯囊性结节；②由多个小囊泡占据50%以上结节体积、呈海绵状改变的结节，99.7%为良性。而以下超声征象提示甲状腺癌的可能性大：①实性低回声结节；②结节内血供丰富（血清促甲状腺激素 TSH 正常的情况下）；③结节形态和边缘不规则、晕圈缺如；④微小钙化、针尖样弥散分布或簇状分布的钙化；⑤同时伴有颈部淋巴结超声影像异常，如淋巴结呈圆形、边界不规则或模糊、内部回声不均、内部出现钙化、皮髓质分界不清、淋巴结门消失或囊性变等。超声科医生往往会在超声检查报告的结论处以 TI-RADS 分类对甲状腺结节进行评分，根据评分的不同分为 1~6 类，分类越高，恶性风险越大。1 类、2 类恶性风险为 0；3 类恶性风险<5%；4 类恶性风险为 5%~85%，建议穿刺活检或手术，细胞学结果即使呈阴性仍要定期随访；5 类恶性风险>85%；6 类为经病理证实的甲状腺恶性病变。

另外，我们抽血查甲状腺功能中的关键指标就是 TSH（促甲状腺激素）。如果血清 TSH 低，需要进行确证试验并考虑进行放射性核素显影检查，以判断是甲状腺功能亢进还是甲状腺功能紊乱。直径>1 cm 且伴有血清 TSH 降低的甲状腺结节，推荐行甲状腺^{131}I 或^{99}mTc 核素显像，以判断结节是否有自主摄取功能。还有许多患者发现抽血检查指标中甲状腺过氧化物酶抗体（TPOAb）水平升高。其实 TPOAb 测定是诊断慢性自身免疫性甲状腺疾病最敏感的试验。这类患者往往超声检查表现为甲状腺弥漫性对称性肿大，治疗手段主要是非手术治疗、免疫调节治疗，需要手术的患者往往合并多发甲状腺结节，甚至恶性肿瘤。

而对于髓样癌，癌胚抗原（CEA）和降钙素的检查同样有巨大价值。另外，CT、MRI 等检查手段，能够协助判断甲状腺癌转移、侵犯的范围。在术前还会根据具体情况选择相应的检查以完善诊断。但最终确诊甲状腺癌，仍然离不开"金标准"——病理诊断。病理诊断通过细针穿刺等手段获取肿块组织，经过系列处理制成病理切片；在高倍显微镜下，病理科医生可以看清楚癌细胞的形态，进而明确甲状腺癌的类型和分期，获取病理学标本后还可以进行常规检测、免疫组化或基因检测，从而帮助诊断，为后续临床医生对症施治提供科学依据。

9 甲状腺癌的治疗方案有哪些？

甲状腺癌的治疗方案首先是手术治疗。长时间以来，甲状腺全切术和/近全切除术是甲状腺癌的主流手术方式。而甲状腺单侧腺叶切除术的指征实际上被进一步放宽，只要是低危风险（具备下述所有条件：无明显腺外侵袭、无颈部淋巴结受累和远处转移、无甲状腺癌家族史、无头颈部放射治疗史、年龄≤45 岁）的分化型甲状腺癌，癌灶直径<4 cm，即可仅行甲状腺腺叶切除并中央区清扫。这是为什么呢？SEER 数据库资料的多项分析显示，甲状腺癌患者在校正年龄、确诊时长、肿瘤病理特征、性别、放射性碘治疗等多项预后影响因素后，甲状腺手术范围本身对患者生存率无影响。此外，两项单中心研究也证实，甲状腺微小癌（T1 和 T2 期甲状腺癌）患者行腺叶切除术长期生存率高达 98%以上。

其次是放射性碘治疗，甲状腺癌术后是否进行放射性碘清除残余正常甲状腺组织，取决于根据临床和术后病理结果而划分的复发风险。对于无远处转移及颈部无较大淋巴结转移的微小甲状腺癌，一般无须给予放射性碘治疗。而如果存在远处转移或存在较大淋巴结转移的甲状腺癌患者，则需要选择放射性碘治疗。众所周知，甲状腺组织具有非常强大的摄取碘的能力，也就是说，无论是何种状态的碘，无论是稳定的（碘盐里的^{127}I）还是激发状态的（也就是具有衰变能力的、具有放射性的^{131}I），进入人体之后，都将被甲状腺组织吸收，而且是几乎被完全吸收。那么利用这一特点，我们把具有放射性的碘——^{131}I 引入分化型甲状腺癌术后患者的体内，那么术后残留的甲状腺组织将吸收我们引入的^{131}I，而这一部分^{131}I 在残余甲状腺组织中将利用其衰变过程中放射出的 β 射线将残余甲状腺组织破坏、清除，也就去除了甲状腺癌复发的温床和条件，从而能够大大降低分化型甲状腺癌的复发率。

另外，还有甲状腺激素治疗，术后口服甲状腺激素进行促甲状腺激素(TSH)抑制是甲状腺癌治疗的重要组成部分。TSH是由腺垂体分泌的内分泌激素，其作用在于促进甲状腺滤泡细胞生长以及甲状腺激素的合成和分泌。由于分化型甲状腺癌细胞仍保留有甲状腺滤泡细胞的功能，在TSH刺激的作用下，可促使癌细胞生长。在分化型甲状腺癌(甲状腺乳头状癌、滤泡状癌、嗜酸性细胞癌)术后可以通过服用超生理剂量的甲状腺激素类药物将TSH抑制在较低的水平，以降低肿瘤复发的风险。但是对于甲状腺髓样癌、未分化癌等非分化型的甲状腺癌，TSH抑制就没有意义了。以往认为，只要是分化型甲状腺癌的患者，都应当将TSH抑制在0.1 mU/L以下，甚至是测不出来的水平(亚临床甲亢或轻度临床甲亢)，才能发挥降低肿瘤复发的作用。但是，是否对于所有甲状腺癌患者而言，TSH都是越低越好呢？答案是否定的。近年来，已有大量的研究结果证实，过度的TSH抑制治疗并不能给患者带来更多的获益，且伴之而来的，则是心血管病变和骨质疏松等风险升高。所以，TSH抑制并非越低越好，控制在何水平才合适，关键还是要看肿瘤复发风险的高低。在2018版美国甲状腺协会(ATA)指南中，对于低危甲状腺癌的TSH抑制治疗较前明显放宽：如果术后血清中测不到甲状腺球蛋白(Tg)和甲状腺球蛋白抗体(TgAb)，则初治期(通常指术后1年)TSH控制在0.5~2.0 mU/L即可；如术后血清Tg仍可测得，则初治期TSH的目标为0.1~0.5 mU/L，之后如果患者对治疗反应良好、无复发迹象，TSH目标改为0.5~2.0 mU/L。对于仅行单侧腺叶切除的低危患者，推荐将TSH抑制在参考范围的中低水平(0.5~2 mU/L)后继续观察。如患者不服用药物的情况下TSH可维持在该水平，则无须再行甲状腺素治疗。对于需长期进行TSH抑制治疗的患者，也应当酌情考虑补充钙剂（1 200 mg/d）以及维生素D（1 000 μ/d），以降低骨质疏松的风险性。

甲状腺微小癌大部分具有惰性进展的特点，可选择密切观察。但是对于小部分表现为侵袭性和转移的甲状腺微小癌，则应当采取积极的外科手术治疗。

甲状腺癌可以做微创手术吗？能切干净吗？

身边有过或是经历过甲状腺手术的人都会知道，传统的甲状腺手术以后，会在脖子的正前方留下一道长长的疤痕。由于位置十分醒目，尤其在夏天更是容易被人一眼看到，招来异样的目光。所以许多术后患者到了夏天都要想尽办法去掩饰这道疤痕，某些女性选择常年围着丝巾。这给患者带来生理和心理上的双重压力。统计发现甲状腺肿瘤患者中有60%为年龄在40岁以下，而且以女性居多。就算是甲状腺癌，早期手术后的复发率是可以很低的。因此有很多患者不愿意早早地就有这么一道醒目的疤痕终身跟随自己，且在他人眼中被贴上"癌症患者"的标签。随着近年来技术水平的提高，甲状腺腔镜手术应运而生，可以在手术疤痕这个问题上给一大部分甲状腺肿瘤患者带来福音。甲状腺腔镜手术规避了在颈部正中部位横开一道显眼的手术切口。经口甲状腺手术是经自然腔道的手术，在体表不留下任何疤痕。该术式将手术切口选择在口腔前庭，通过在皮肤下方建立通道，把手术操作器械经过口腔前庭送达需要手术的甲状腺区域，在电子成像设备的帮助下，手术医生通过腔镜器械和大屏幕相配合，彻底切除病变组织。

但相比较于传统手术在颈部正中（也就是甲状腺所处的部位）横开一条近6~8 cm的切口，经口甲状腺手术的切口可以说是相当隐蔽。因此就有患者担心，这样小的切口能看得清楚肿瘤吗？并且能把病变组织彻底切除干净吗？其实，经口甲状腺手术自上往下进行手术，规避了胸骨的阻挡，在中央区淋巴结清扫方面具有很大的优势；另外，在腔镜成像系统的放大作用下，使某些细微的结构显示得更加清晰，不容易遗漏一些微小的病灶，还有助于旁腺和喉返神经的暴露和保护。经过长期的临床实践和术后跟踪随访，与传统手术相比，并不存在手术不彻底的问题。经口甲状腺手术有一定的适应证，需要判断肿瘤的类型，有无侵犯到周围组织，特别是有无气管、食管侵犯，与喉返神经及其他组织有无黏连等问题。这需要术前充分评估。以往认为腔镜手术舍近求远，虽然有美容效果，但皮下的游离增加了创伤，不利于患者术后恢复。但是最新的资料表明，术后疼痛与手术分离层面相关，而非范围；腔镜手术虽然增加了分离范围，但并不增加术后疼痛。腔镜手术不仅切口短、出血量减少、术后疼痛轻，而且还可以减少患者的炎症反应和功能损伤，术后远期生存质量明显提高。大家都知道甲状腺癌的整体治疗效果非常好，术后患者可以长期存活，因此我们不得不考虑患者术后的心理创伤。"有疤"和"没疤"的区别的确可以说是天壤之别。

11 甲状腺癌术后服用优甲乐有哪些注意事项？

优甲乐又名左旋甲状腺素钠片，是针对人体甲状腺功能低下导致的甲状腺素分泌不足的补充剂，适当的补充很必要，也不会对人体健康带来消极影响；人体甲状腺素分泌在上午6~9点为分泌高峰，到午夜时最低。而优甲乐在服用5~6小时后血药浓度最高。因此优甲乐在清晨服用最符合生理要求，如睡前服用则凌晨3点时药物浓度达到高峰，自然会影响睡眠，效果事倍功半。

某些食物对优甲乐的吸收是有影响的，如豆类，包括黄豆、黑豆及豆制品(如豆浆、豆腐、豆渣)等，另外就是富含纤维的食物、葡萄柚、油脂性物质、浓咖啡、小麦麸皮。为避免食物对优甲乐吸收的影响，最好清晨起床空腹服用优甲乐，并与上述食物错开 1~2 小时。如果迫于时间紧急，或不小心吃了豆制品也没有关系，因为豆制品只是对药物发挥作用有一点阻碍，不会让药物完全无效化，更不会产生有毒有害物质，所以偶尔遇到一两次这种情况也无伤大雅，不用过于紧张。

　　某些药物或保健品也会影响优甲乐的吸收。许多患者需要同时服用多种药物，很多药物会与左甲状腺素钠片形成不可溶性或者不可吸收性复合物，改变左甲状腺素钠片的生物等效性，影响其吸收，影响优甲乐的药效，又可能造成其他药物体内吸收的变化。因此，应尽可能地避免这些药物与优甲乐同服。①钙片：目前虽然没有明确的研究证据证明，但有一部分学者认为最好不要和钙同服，所以医生通常会建议患者将甲状腺激素和钙片稍微错开时间服用，只需要前后错开半小时即可。②降脂药：炭和胆汁酸螯合剂，如考来烯胺、考来替泊，用药应间隔 4 小时以上，可有助于减少两种药物的相互作用。③胃药：甲状腺素一般在小肠被吸收，所以胃内的 pH 影响其吸收。胃黏膜保护药（硫糖铝）、抗酸药（氢氧化铝、质子泵抑制剂）、补铁补钙的药物（如铁剂、钙剂）等可妨碍优甲乐的吸收，应至少 2 小时后再服用这些药物。硫糖铝及氢氧化铝等需每日服用 3~4 次，且要求餐前口服，为避免相互作用可将优甲乐安排在睡前服用。若与质子泵抑制剂同服，应尽可能间隔 4 小时以上。钙剂及铁剂通常只需每日服用 1 次，可在清晨空腹口服优甲乐，钙剂、铁剂安排在睡前服用。④降糖药物：优甲乐可能降低降糖效果，导致糖尿病患者血糖升高。因此，糖尿病患者在开始进行优甲乐治疗时，应监测血糖，及时调整治疗。⑤抗凝药物：甲状腺素能增加抗凝药物的作用，从而导致出血事件的风险增加。因此，应该定期监测凝血指标，必要时调整抗凝药的剂量。⑥避孕药：服用避孕药的妇女或采用激素替代疗法的绝经期妇女对甲状腺素的需求量可能会增加。总之，尽量避免优甲乐和其他药物同时服用。如果需要服用多种药物，尽量间隔几个小时。注意定期复查，检查优甲乐的效果，个体化调整药量。

服用优甲乐后多长时间复查？一般在手术后或^{131}I 治疗后第4 周左右复查甲状腺功能。在术后或^{131}I 治疗后 1 年内一般 3~6个月复查 1 次，手术或^{131}I 治疗后 1 年后可每 6 个月复查 1 次。需要注意的是，服药剂量发生变动，最好在 4 周后复查甲状腺功能。复查的时间是从开始服用优甲乐计算的，待甲状腺功能指标稳定后再延长复查时间。另外对于很多刚开始服用优甲乐的患者来说，还没有养成习惯，忘记服用是常事。需要注意的是，偶尔忘记了一天没有服药，不必补服。因为甲状腺激素在身体里的半衰期是 7 天，偶尔一天没有服药，对甲状腺功能影响不大。当然，不能三天打鱼两天晒网，否则服药也无法达到补充甲状腺激素的效果。

服用优甲乐会不会有不良反应呢？在医生的指导下服用优甲乐绝大多数情况下是安全的。只有服用过量的优甲乐后才会出现不良反应，如果在服用优甲乐过程之中出现心绞痛、心律失常、头痛、神经质、兴奋、不安、失眠、骨骼肌痉挛、肌无力、震颤、出汗、潮红、怕热、发热、腹泻、呕吐、体重减轻等症状时，应警惕优甲乐过量，应及时咨询医生。总之，只要服用得当，优甲乐一定可以达到事半功倍的效果。

⑫ 甲状腺癌会遗传吗？

恶性肿瘤是一种基因病，其发生与发展是人体先天遗传因素和环境影响等多重因素影响的结果。如果天生遗传了癌症易感基因，就会更容易发生癌症，不过这类情况在所有癌症中占比不到

10%，而且携带癌症易感基因并不意味着必然发生癌症，这与易感基因携带者所处的环境、生活习惯等息息相关。甲状腺癌的发生也不例外，具有癌症家族史的人群，除了可能存在的易感基因外，还往往有相似的生活习惯和生活环境，其甲状腺癌的发病风险较其他人群更高。所以我们说甲状腺癌会"遗传"，并非是指甲状腺癌患者的后代必然会患癌症，而是说甲状腺癌的发生，在很大程度上是易感基因、不良的生活习惯和环境影响共同作用的结果，从而导致甲状腺癌的发生风险升高。

如何预防甲状腺癌？

　　我们建议的是当人们存在明确的家族史时，定期的甲状腺体检，包括超声检查和甲状腺功能检查，尤其针对有甲状腺髓样癌家族史的患者，需要常规完善降钙素和癌胚抗原；针对电离辐射的患者，平时需要做到减少不必要的放射学检查，尤其对于儿童和青少年，当必须完善相关影像学检查时，可以采用其他的检查比如超声、核磁共振等替代 X 线片、CT 检查，此外，万一遇到核电站泄漏、核武器爆炸等特殊情况，应当在指导下尽快撤离污染区并作好后续处理；女性患者要注意尽量少用雌激素，因其对甲状腺癌的发生起着促进的作用；慢性甲状腺炎和结节性甲状腺肿患者以及有甲状腺癌家族史的人群，建议每年至少做 1 次甲状腺 B 超检查，及时发现变化；保持健康的生活方式，通过合适的饮食、运动控制体重，杜绝不良的生活习惯，保持舒畅平和的心情，情绪波动太大会造成内分泌失调，破坏机体平衡，无形中会增加患甲状腺癌的概率；多吃富含营养的食物及新鲜蔬菜，注意控制碘的摄入量，研究发现碘摄入过量或碘缺乏均可增加甲状腺癌的发病风险，建议沿海地区要控制海产品的摄入，而缺碘地区则应合理食用碘盐和海产品，以降低甲状腺癌的发病概率。除此之外，目前并未发现有任何食物、药物可以预防甲状腺癌的发生。

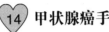 甲状腺癌手术成功 5 年后复发率高吗？

甲状腺癌复发风险的评估通常与其危险分组相关。依据甲状腺癌患者的病理类型、年龄、肿块大小、切缘情况、有无侵犯及淋巴结转移等类型可以将其分为高危型、中危型和低危型；高危型甲状腺癌患者，其术后复发的风险高；低危型甲状腺癌患者，术后复发风险低。

血清 Tg 主要作为分化型甲状腺癌的肿瘤标志物，监测其复发，具有很高的敏感性和特异性，但前提是 TgAb 呈阴性，因为 TgAb 会干扰 Tg 的测定结果。分化型甲状腺癌患者中约 2/3 在手术前有 Tg 水平升高，由于许多甲状腺良性疾病均可伴有 Tg 水平升高，故不能将其作为分化型甲状腺癌的诊断指标。分化型甲状腺癌患者接受甲状腺近全部切除术和 ^{131}I 治疗后，血清 Tg 应当不能测到。如果在随访中 Tg 增高，说明原肿瘤治疗不彻底或者复发。手术后有 3 种情况说明肿瘤切除不彻底或肿瘤复发：①在基础状态下可测到 Tg，或 TgAb 原为阴性而后变成阳性；②停用甲状腺激素替代后 Tg 增高；③外源性 TSH 刺激后 Tg 升高达到 2 μg/L 以上。这是近年来的一种新方法，即注射重组人 TSH（rhTSH）后测定血清 Tg，该方法优于测定基础 Tg 的监测方法。

15 甲状腺癌手术后出现转移的淋巴结怎么办？

恶性肿瘤都可能在术后出现复发和转移，甲状腺癌术后出现转移的淋巴结可能的原因有多种，包括初治状况、肿瘤恶性程度等。对于明确术后复发、转移的患者，可以选择在科学评估后决定是否再次手术，清除复发病灶和淋巴结，以降低肿瘤进展的风险。

甲状腺癌需要化疗吗?

甲状腺癌的治疗原则与其病理类型相关,一般而言以手术为主的多学科综合治疗可以达到较好的疗效。患者是否需要全身治疗,需要根据甲状腺癌的病理类型和病情的发展情况等因素来确定。如分化型甲状腺癌和甲状腺髓样癌对于传统化疗药物不敏感,这两类甲状腺癌细胞的分化程度和多药耐药基因高表达导致化疗无效,所以化疗并不作为其常规的术后辅助治疗。有部分靶向药物已证实有一定临床效果,但也仅适用于经严格选择的患者。需要注意的是,化疗对患者的心、肝、肺、肾等脏器的功能有一定要求,患者化疗前应进行确切的病情诊断和身体机能的评估。

 甲状腺癌术后可以怀宝宝吗?

对于尚未怀孕的甲状腺癌患者,如果符合手术指征,建议先进行以手术为主的综合治疗,待病情控制后再考虑生育,以免对自身病情和胎儿造成不利影响;对于仅需随访的甲状腺癌患者而言,如果病情长期无进展,体内各项指标都处于正常水平,可以咨询专科医生,在经过严格的科学评估之后,也可以选择怀孕。目前尚无任何证据证明甲状腺癌患者治疗后生育,会对小孩造成不良的影响。从患者角度考虑,我们建议育龄甲状腺癌患者最好在治疗一年后进行全面检查,确保病情无复发、体内各项指标正常,且身体状况良好再考虑怀孕;接受^{131}I 同位素放射治疗的甲状腺癌患者则要适当延长孕前随访期,经头颈外科及妇产科医生评估后再考虑是否怀孕。需要注意的是,甲状腺癌术后怀孕期间不可以停药,备孕及怀孕 3 个月、怀孕 6 个月、怀孕 9 个月均要查甲状腺功能，并在临床医生的建议下按需调整药量，以免影响胎儿健康。

18 甲状腺癌术后如何饮食？

甲状腺癌术后饮食原则以"低脂、低碘"为主。甲状腺癌手术中结扎甲状腺下动脉时有误伤胸导管而导致乳糜漏的风险，可能对患者生命造成潜在威胁；而低脂饮食是防止乳糜液产生的有效措施，可有效降低甲状腺癌术后可能的乳糜漏造成的健康危害。一般建议甲状腺癌患者术后 2 周保持低脂饮食：①新鲜的茄子、胡萝卜、菠菜、豌豆等蔬菜；②新鲜的水果和果汁；③大米、面包、玉米粉等谷物。甲状腺癌术后如果残留部分甲状腺，或者体内不能排除有潜在的甲状腺癌细胞，那么长期高碘可能刺激正常甲状腺滤泡或者甲状腺癌细胞增生，因此甲状腺癌术后对于紫菜、虾皮、海带、干海鱼等含碘量稍高的食物建议不要多吃。但对于新鲜的海鱼、海蟹这类与陆地动物肉类含碘量差不多的食物不必刻意忌口。另外，术后局部的炎性反应引起的水肿会让患者有不适感。过热饮食会加重进食的疼痛感，让患者畏惧进食，不能够及时补充营养。

19 对甲状腺癌高危人群有什么建议？

我们常说的甲状腺癌高危人群是指有特定基因突变、既往有头颈部辐射史、长期高 TSH、既往甲状腺结节有进展等的患者。对于这些高危人群，我们建议进行定期的甲状腺 B 超检查，对于判断甲状腺的形态、有无结节肿块恶性征象、淋巴结是否肿大等有重要意义。部分特定基因突变的髓样癌高危患者甚至需要预防性手术。如果已经发现肿块且怀疑恶性，则建议进一步行细胞学穿刺检查，获得病理组织，以判断肿块的良恶性，并给出后续的诊治指导。

 甲状腺癌微小癌的复发率是多少？

1998 年，世界卫生组织定义偶然发现的肿瘤直径最大不超过 1 cm 的甲状腺癌为甲状腺微小癌。一般来说，甲状腺微小癌患者 10 年疾病相关生存率为 99%，即患者接受甲状腺癌手术治疗后预后一般良好，可长期存活。甲状腺微小癌患者绝大多数为 I 期乳头状癌，预后良好，但需要注意，肿瘤大小不是判别恶性程度的唯一标准，部分微小癌在早期就会出现局部侵犯、淋巴结转移或远处转移，在致死的各种原因中，肺转移较为常见。甲状腺微小癌根据文献报道，复发率一般在 1.7% ~ 6.2%。

 甲状腺癌患者可以做什么运动？

甲状腺癌患者治疗后的运动，需要坚持适量、适度的原则，可以进行适度的舞蹈、跑步、乒乓球等运动。特别是对于颈部淋巴结清扫术后的患者，术后应循序渐进进行功能锻炼，并随时注意矫正患侧肩部功能障碍。

 为了预防甲状腺疾病复发，如何做好科学定期复查？

经常发现一些甲状腺疾病患者反复被病魔折磨，大多数是因为他们忽略了定期复查这一关键步骤。定期复查能让医生便于观察患者的病情发展情况，根据病情来调整治疗方案。

（1）良性结节：结节小于 3 cm 的患者半年至一年复查 1 次；结节大于 3 cm 以上的患者 3~6 个月复查 1 次。

（2）恶性结节：术后 1 年内每 3～6 个月复查 1 次颈部彩超（包括甲状腺和颈部淋巴结），如果没有癌症复发和转移迹象，术后 1 年以后可延长至每 6～12 个月复查 1 次颈部彩超和肺部 CT。

术后服用甲状腺素进行 TSH 抑制治疗：每个月复查 1 次以调整药量。TSH 达标后，不需再频繁调整药量，1 年内每 3～4 个月复查 1 次甲状腺功能，2 年内每 3～6 个月复查 1 次甲状腺功能，5 年内每 6～12 个月复查 1 次甲状腺功能。以上所说的时间只是针对一般情况，如有特殊情况，还需遵循医生的建议。

图书在版编目(CIP)数据

了解癌症 战胜它 / 刘晓红主编. —长沙：中南
大学出版社，2021.4
ISBN 978-7-5487-3947-0

Ⅰ. ①了… Ⅱ. ①刘… Ⅲ. ①癌-防治-普及读物
Ⅳ. ①R73-49

中国版本图书馆 CIP 数据核字(2021)第 036570 号

了解癌症 战胜它
LIAOJIE AIZHENG ZHANSHENG TA

主编 刘晓红

□责任编辑	陈海波 王雁芳
□责任印制	易红卫
□出版发行	中南大学出版社
	社址：长沙市麓山南路 邮编：410083
	发行科电话：0731-88876770 传真：0731-88710482
□印 装	长沙市宏发印刷有限公司

□开 本	880 mm×1230 mm 1/32 □印张 7 □字数 185 千字
□版 次	2021 年 4 月第 1 版 □2021 年 4 月第 1 次印刷
□书 号	ISBN 978-7-5487-3947-0
□定 价	28.00 元